Mit freundlicher Unterstützung der

Talecris
BIOTHERAPEUTICS

Talecris GmbH
Lyoner Straße 15
60528 Frankfurt am Main

Primäre Immundefekte – Warnzeichen und Algorithmen zur Diagnosefindung

UNI-MED

UNI-MED Verlag AG
Bremen - London - Boston

Primäre Immundefekte – Warnzeichen und Algorithmen zur Diagnosefindung
1. Auflage - Bremen: UNI-MED, 2010
(UNI-MED SCIENCE)
ISBN 978-3-8374-2130-9

2010 UNI-MED Verlag AG, D-28323 Bremen,
International Medical Publishers (London, Boston)
Internet: www.uni-med.de, e-mail: info@uni-med.de

Printed in Europe

Vorwort und Danksagung

Primäre Immundefekte (PID) sind seltene, angeborene Erkrankungen. Sie manifestieren sich fast immer durch ungewöhnliche Infektkomplikationen. Auf Grund ihrer Komplexität, aber auch da sie – als seltene Erkrankungen – häufig nicht in die differentialdiagnostischen Überlegungen einbezogen werden, werden sie oft erst mit Verzögerung diagnostiziert. Eine gezielte Therapie betroffener Patienten erfolgt dann erst spät, wenn irreversible, aber vermeidbare Schädigungen bereits eingetreten sind, mit den Folgen einer eingeschränkten Lebensqualität und oft Berufsunfähigkeit. Darüber hinaus können Immundefekte durch schwerste Infektionen auch akut lebensbedrohlich verlaufen. Behandlungserfolge von Therapien wie der Stammzelltransplantation werden vom klinischen Zustand der Patienten mitbestimmt, so dass auch hier eine frühe Diagnosestellung äußerst wichtig ist.

Ziel des vorliegenden Buches ist es, mit Hilfe von Anamnese, Klinik und Labor eine erste Verdachtsdiagnose zu generieren, um darauf aufbauend gezielt weitere Untersuchungen zu veranlassen. Auch soll der Blick für mögliche Befundkonstellationen (*pattern recognition*) und/oder Manifestationen geschärft werden, die nicht unmittelbar an einen Immundefekt denken lassen, wie beispielsweise Autoimmunerkrankungen oder Besonderheiten an Haut oder Skelettsystem. Die Auswahl der aufgenommenen PID orientiert sich an der aktuellen IUIS (*International Union of Immunological Societies*) Klassifikation für PID, ohne sich hierauf zu beschränken.

Dieses Buch entstand auf der Grundlage zweier Arbeitssitzungen im Dezember 2008 und Juni 2009 sowie umfangreicher Korrespondenz und Abstimmung innerhalb der Autorengruppe. Besonderer Dank gebührt daher allen Autoren für Ihre stets engagierte, kompetente und konstruktive Zusammenarbeit, die dieses Gemeinschaftswerk ermöglich hat.

Autoren

Priv.-Doz. Dr. med. Ulrich Baumann
Abteilung für Pädiatrische Pneumologie und Neonatologie
Hochschule Hannover
Carl-Neuberg-Str. 1
30625 Hannover

Prof. Dr. med. Bernd Belohradsky
Universitäts-Kinderklinik
Dr. von Hauner'sches Kinderspital
Lindwurmstraße 4
80337 München

Dr. med. Horst von Bernuth
Klinik für Pädiatrie mit Schwerpunkt Pneumologie und Immunologie
Charité Campus Virchow-Klinikum
Augustenburger Platz 1
13353 Berlin

Prof. Dr. med. Wilhelm Friedrich
Klinik für Kinder- und Jugendmedizin
Universitätsklinikum
Eythstraße 24
89075 Ulm

Dr. Dr. med. Richard Linde
Zentrum für Kinder- und Jugendmedizin
Johann Goethe Universität Frankfurt
Theodor Stern Kai 7
60590 Frankfurt

Prof. Dr. med. Tim Niehues
Helios Klinikum Krefeld
Zentrum für Kinder- und Jugendmedizin
Lutherplatz 40
47805 Krefeld

Priv.-Doz. Dr. med. Ellen Renner
Universitäts-Kinderklinik
Dr. von Hauner'sches Kinderspital
Lindwurmstraße 4
80337 München

Dr. med. Ines Schöndorf
Talecris Biotherapeutics GmbH
Lyonerstraße 15
60528 Frankfurt am Main

Dr. med. Ilka Schulze
Zentrum für Kinderheilkunde und Jugendmedizin
Centrum für chronische Immundefizienz (CCI)
Universitätsklinikum Freiburg
Mathildenstraße 1
79106 Freiburg

Prof. Dr. med. Volker Wahn
Klinik für Pädiatrie mit Schwerpunkt Pneumologie und Immunologie
Charité Campus Virchow-Klinikum
Augustenburger Platz 1
13353 Berlin

Priv.-Doz. Dr. med. Klaus Warnatz
Centrum für chronische Immundefizienz
CCI Ambulanz Erwachsene
Medizinische Klinik
Universitätsklinikum Freiburg
Hugstetter Str. 55
79106 Freiburg

Inhaltsverzeichnis

Tabelle 7 der IUIS Klassifikation[1] listed autoinflammatorische Erkrankungen, welche hier nicht aufgenommen wurden.
Zahlen, die mit "9xx" beginnen, nummerieren Immundefekte, die bislang nicht in der IUIS Klassifikation aufgenommen wurden.

Algorithmen

1. Algorithmen

Allgemeine Hinweise

Bei der Anwendung der Algorithmen ist Folgendes zu beachten:

- Die Algorithmen sollen als ergänzendes Hilfsmittel verstanden werden. Für die Abklärung von PID, die zur gesicherten Diagnosestellung oder zum sicheren Ausschluss eines Immundefektes führt, reichen die hier aufgeführten Diagnosewege nicht aus.
- Die Zuordnung herausragender Befunde zu einzelnen Krankheitsentitäten [z.B. kalte Lymphknotenabszesse bei Septischen Granulomatosen, ausgeprägter Mundsoor bei Schwerem kombiniertem Immundefekt (SCID)] bedeutet, dass diese Befunde hier besonders häufig und oft charakteristisch sind, aber keineswegs auf die aufgeführten Entitäten begrenzt sind, d.h. so gut wie niemals Spezifität in Anspruch nehmen, sowie umgekehrt ihr Fehlen auch keineswegs ein Vorliegen der aufgeführten Krankheitsentität ausschließt (nicht jeder SCID Patient leidet an Mundsoor!).
- Die Verdachtsdiagnose eines Immundefektes beruht nur selten auf einem Einzelbefund, sondern vielmehr in der Regel auf charakteristischen Befundkonstellationen ("pattern recognition"), die es zu erkennen gilt.
- PID können sich auch unter einem ganz unerwarteten Phänotyp präsentieren, z.B. Erkrankungen mit DNA Reparaturdefekten, deren Leitsymptom rein neurologische Auffälligkeiten sein können. Immundefekte fallen klinisch nicht immer primär durch Infektionen auf, sondern auch durch "Immundefektfolgekrankheiten" wie Autoimmunerkrankungen oder Tumoren.
- Darüber hinaus werden ständig weitere Erkrankungen beschrieben, die ebenfalls neue Phänotypen darstellen können.
- Auch zu den viel verwendeten Warnzeichen muss der Hinweis gegeben werden, dass sie nicht "mathematisch naturwissenschaftlich" verwendet werden, sondern "medizinisch empirisch". Dies bedeutet, dass sie hinweisenden Charakter haben und zur Diagnostik führen, aber nicht schon eine Diagnosestellung PID ermöglichen. Wie oben erwähnt, können PID sich auch unter einem Phänotyp präsentieren, welcher in den Warnzeichen keine Entsprechung findet.

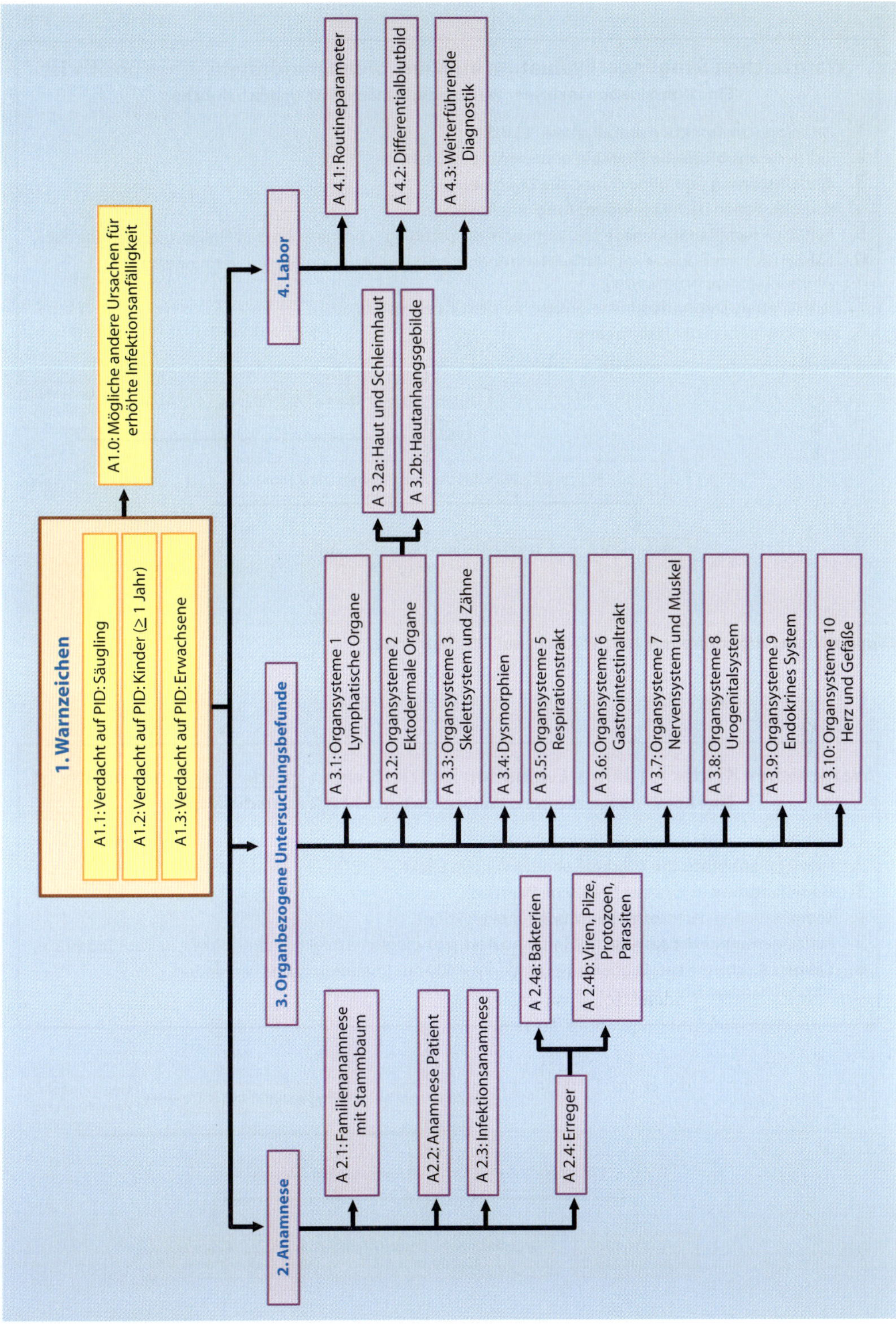

Übersicht: Algorithmen.

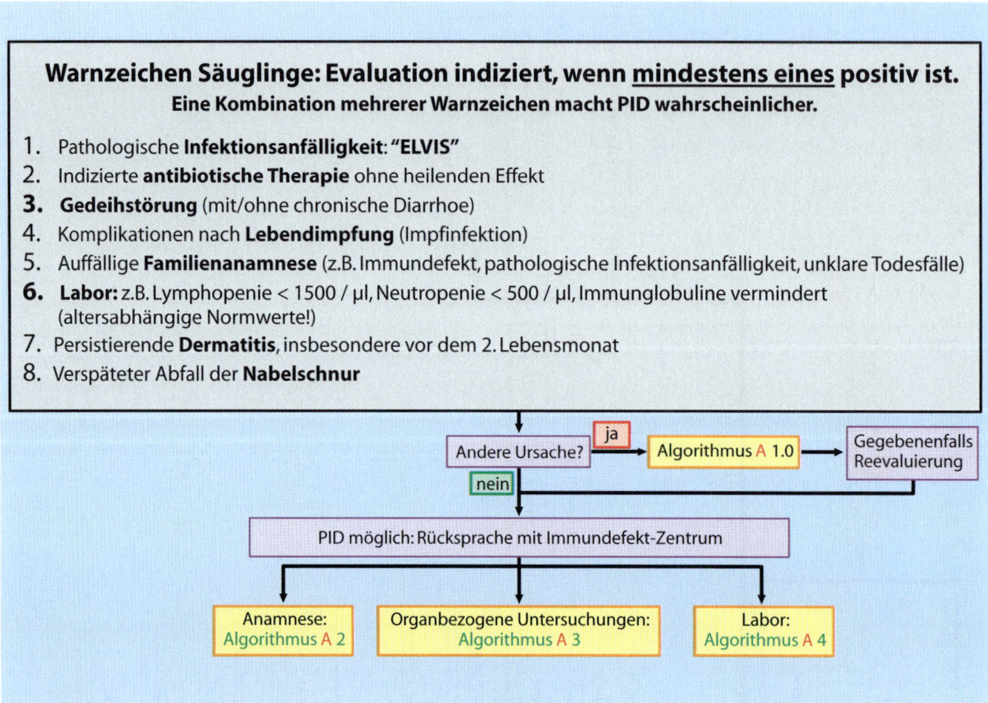

Diagnostischer Algorithmus A 1.1: Verdacht auf PID: Säuglinge.

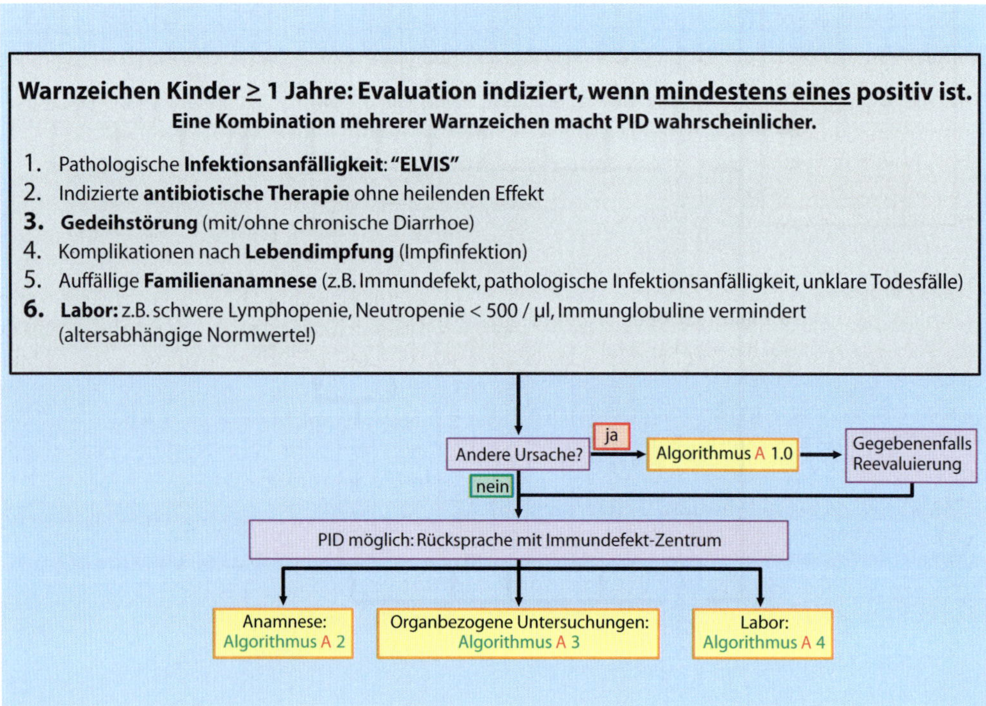

Diagnostischer Algorithmus A 1.2: Verdacht auf PID: Kinder (≥ 1 Jahre).

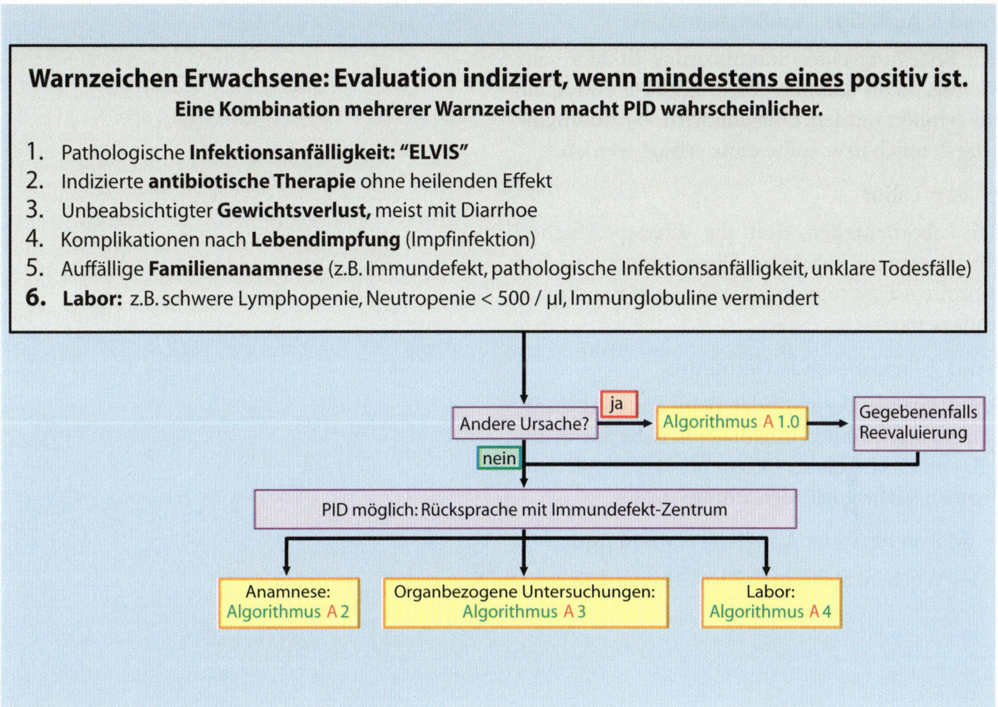

Diagnostischer Algorithmus A 1.3: Verdacht auf PID: Erwachsene.

Erläuterungen zu den Warnzeichen (Diagnostische Algorithmen A 1.1-1.3):

ad 1: Pathologische Infektionsanfälligkeit **E.L.V.I.S.**

- *Erreger*: Hier weisen vor allem opportunistische Erreger, d.h. Erreger, die auch normale Personen kolonisieren aber bei Immundefekten invasiv werden können, auf einen PID hin. Siehe auch Algorithmus 2.4 a-b bezüglich Erreger und PID.
- *Lokalisation*: **Monotope** Infektionen lassen eher an anatomische Ursachen denken, **polytope** Infektionen an Abwehrdefekte, die sich systemisch auswirken. Ebenso können **untypische Lokalisation** für einzelne Erreger (z.B. Hirnabszess durch Aspergillus) Hinweis auf PID geben.
- *Verlauf*: Ein unerwartet **chronischer oder rezidivierender** Verlauf einer Infektion, sowie unzureichendes Ansprechen auf antibiotische Therapie (siehe auch Warnzeichen 2).
- *Intensität*: = Schweregrad. Ungewöhnlich schwer verlaufende Infektionen sollten an einen PID denken lassen. Major-Infektionen (wie Pneumonien, Meningitiden etc.) überwiegen meist, aber auch persistierende und über das Maß rezidivierende Minor-Infektionen (wie Otitis media, akute Gastroenteritis) sind verdächtig auf PID.
- *Summe* der Infektionen: werden von den Betroffenen bzw. Patienteneltern meist als führendes Symptom erwähnt (Hier kann ein Fieberkalender hilfreich sein). Es ist nicht möglich, einen exakten “cut-off” für “noch normale” Anzahl und pathologische Häufung anzugeben. Als Annäherungswerte können gelten: ≥ acht Minorinfektionen pro Jahr, ≥ zwei Pneumonien oder schwere Sinusitiden pro Jahr.

ad 3: Gedeihstörung/Gewichtsverlust

Bei Kindern: Perzentilenkurven für Größe, Gewicht und Kopfumfang beachten.

▶ ad 5: Auffällige Familienanamnese

Die Erstellung eines Stammbaums ist hier sehr wichtig, da oft dadurch erst ungeklärte Todesfälle etc. erinnert werden. Ebenfalls wird so Konsanguinität deutlich bzw. sollte diese erfragt werden.

▶ ad 6: Labor

Bei Laborbefunden sind die altersspezifischen Normwerte zu beachten. Diese können für bestimmte Altersgruppen eine sehr weite Bandbreite umfassen.

▶ ad 7: Persistierende Dermatitis

Persistierende Dermatitiden beim Säugling eröffnen ein breites differentialdiagnostische Spektrum z.B. von GvHD bis zu Ekzem bei Hyper-IgE Syndromen. Siehe auch Algorithmus 3.2a.

▶ ad 8: Verspäteter Abfall der Nabelschnur

≥ 3-4 Wochen. Siehe auch Algorithmus 3.2a.

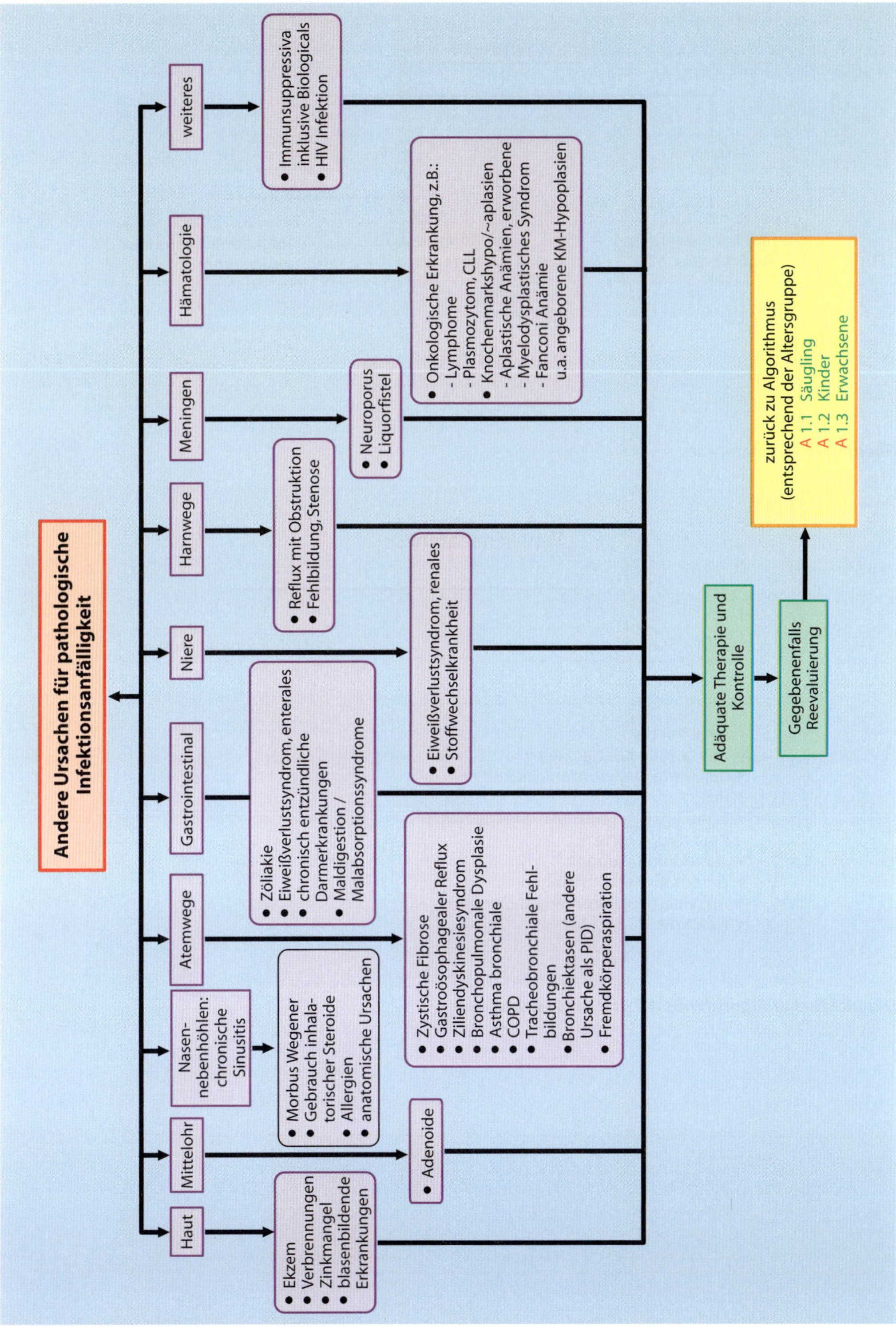

Diagnostischer Algorithmus A 1.0: Mögliche andere Ursachen für erhöhte Infektionsanfälligkeit.

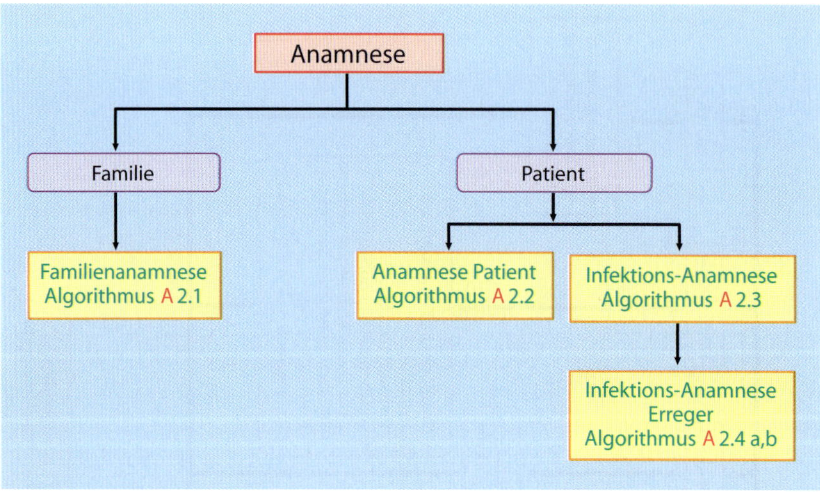

Gliederung 2: Anamnese.

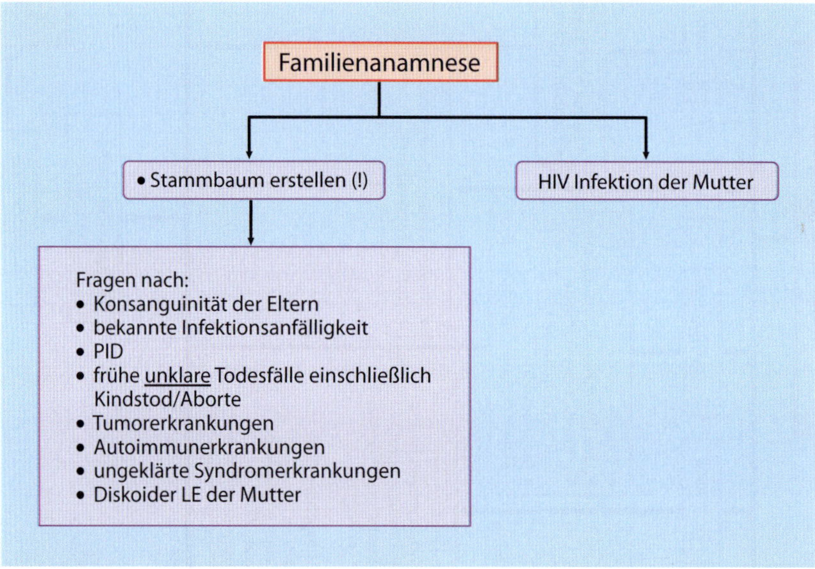

Diagnostischer Algorithmus A 2.1: Familienanamnese.

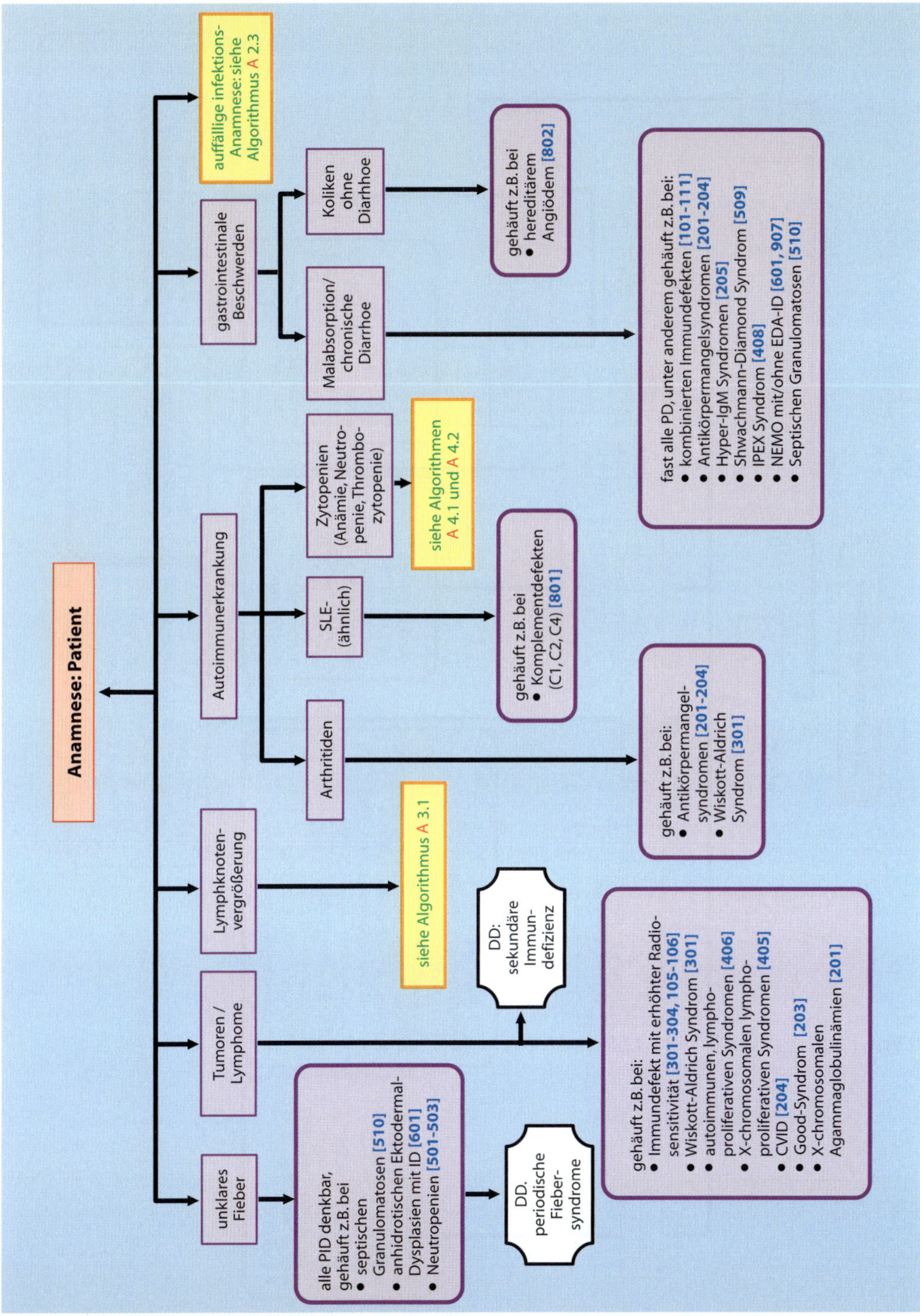

Diagnostischer Algorithmus A 2.2: Anamnese Patient.

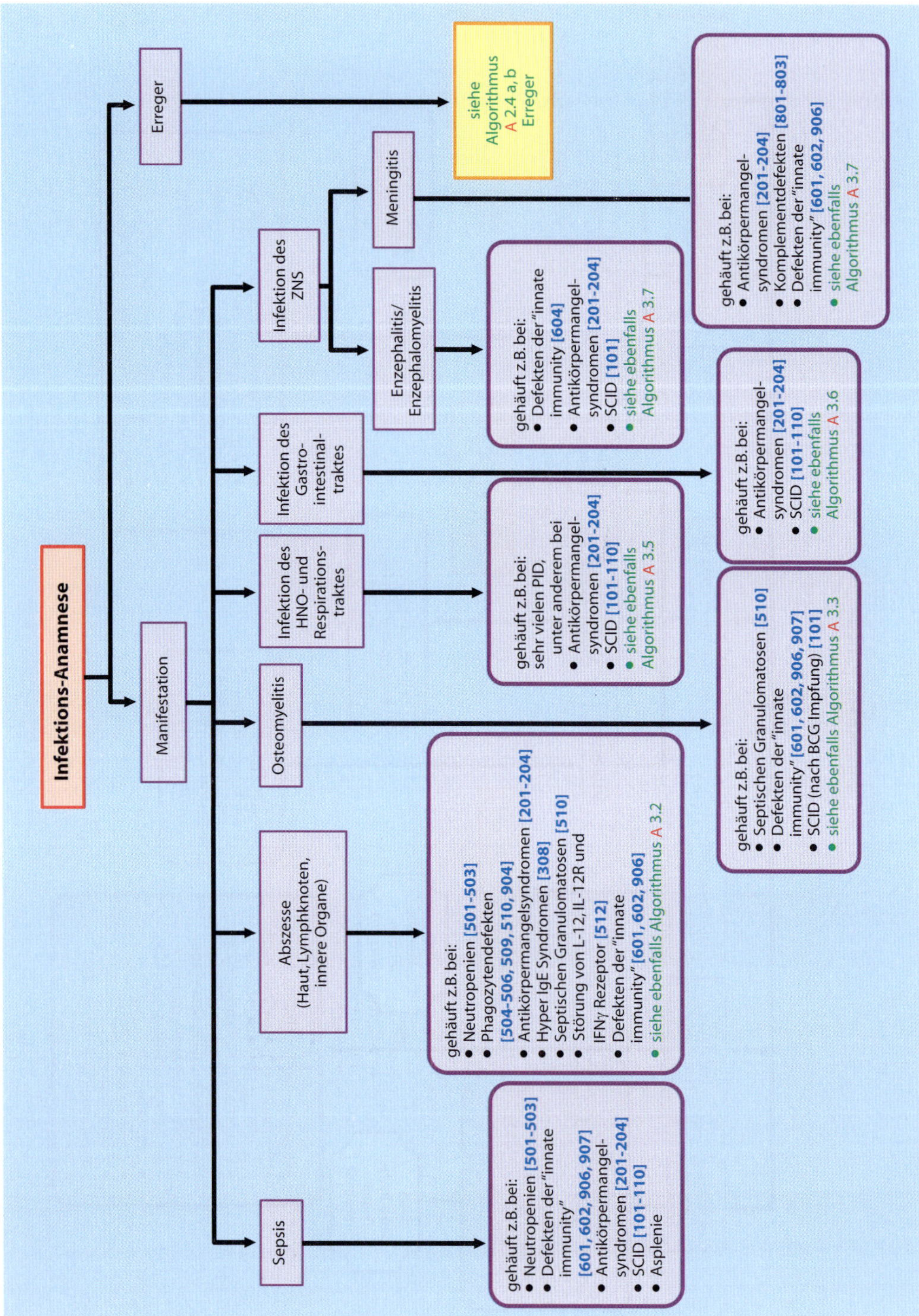

Diagnostischer Algorithmus A 2.3: Infektions-Anamnese.

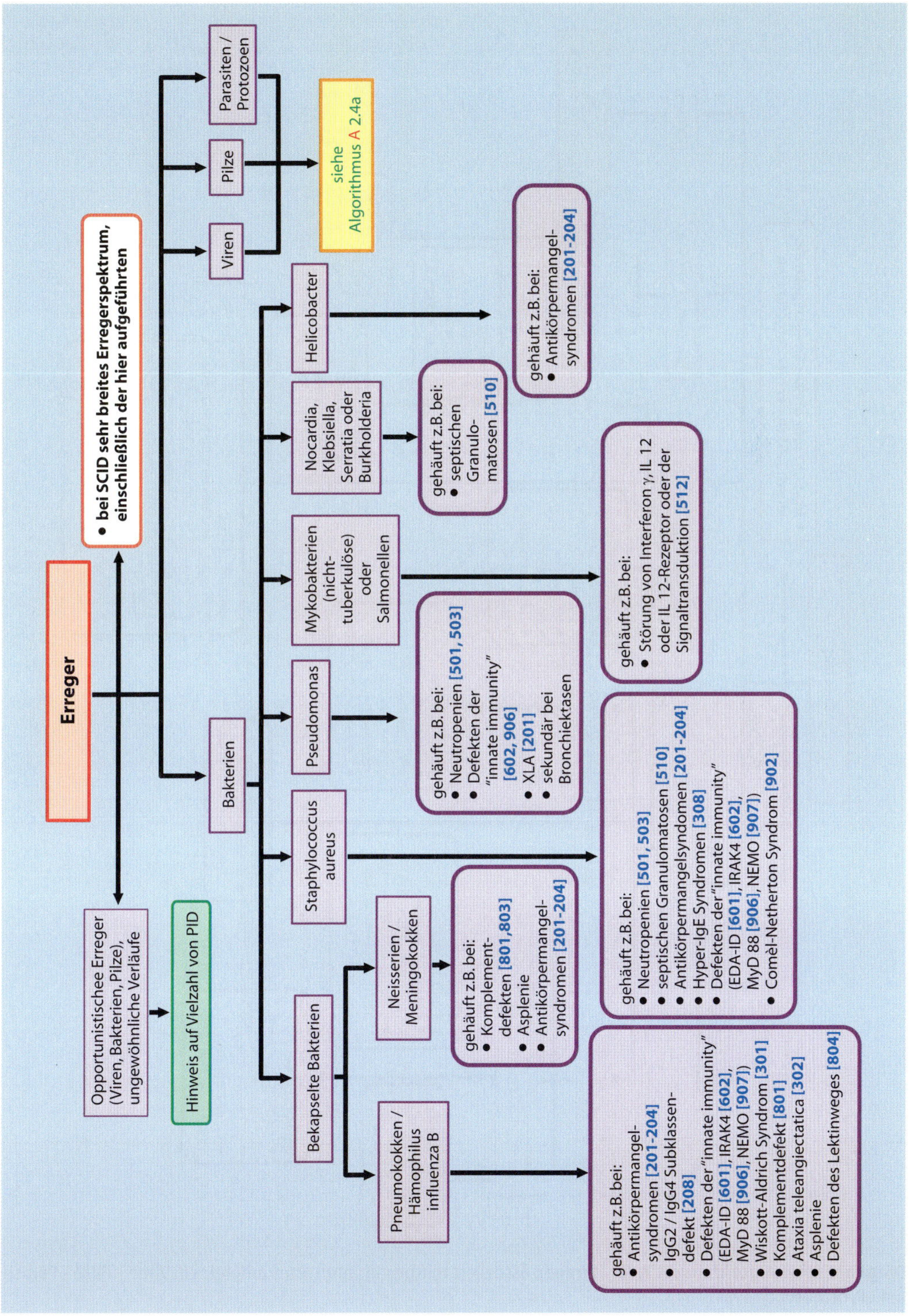

Diagnostischer Algorithmus A 2.4a: Erreger, assoziiert mit bestimmten Immundefekten: Bakterien.

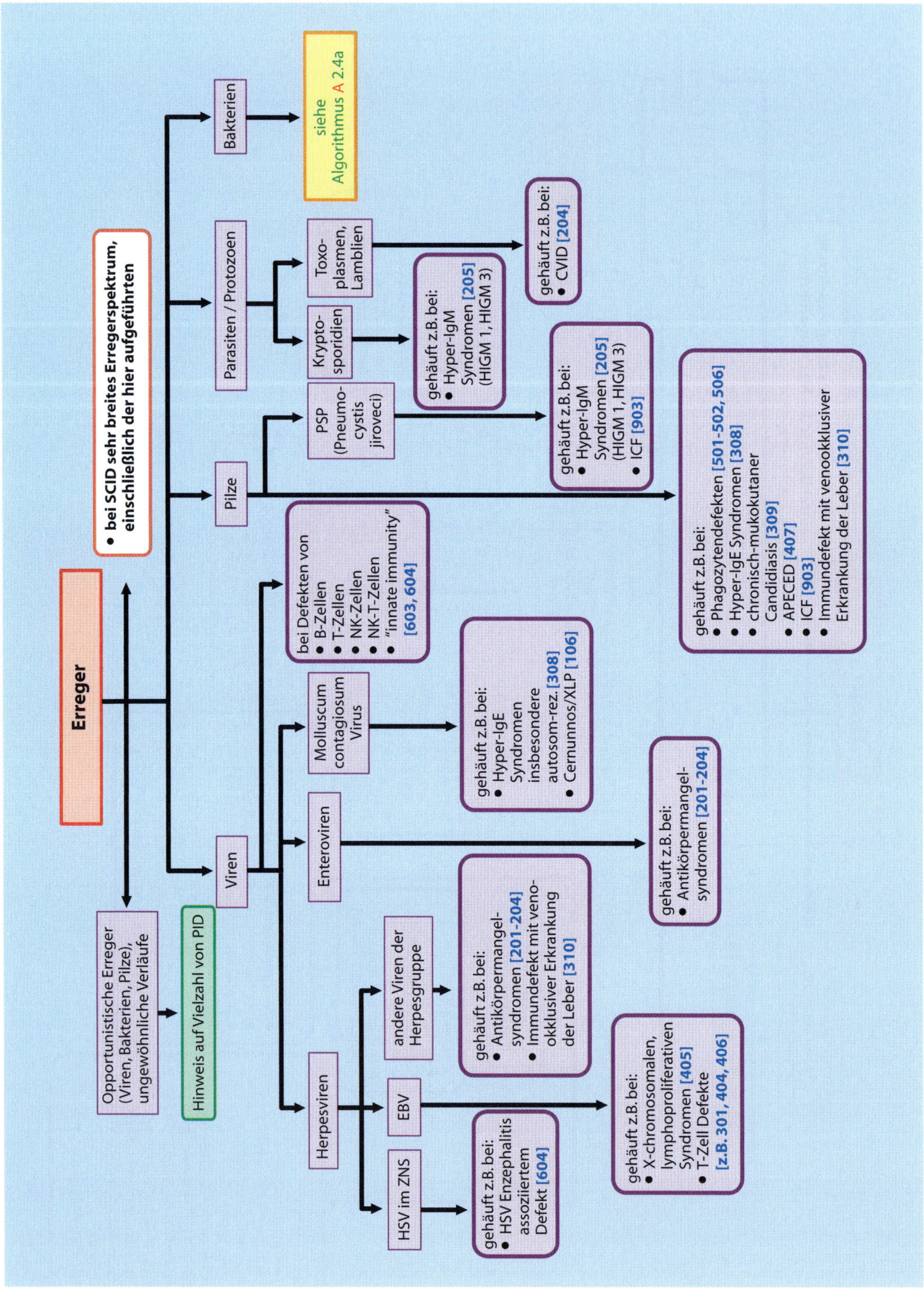

Diagnostischer Algorithmus A 2.4b: Erreger, assoziiert mit bestimmten Immundefekten: Viren - Pilze - Parasiten - Protozoen.

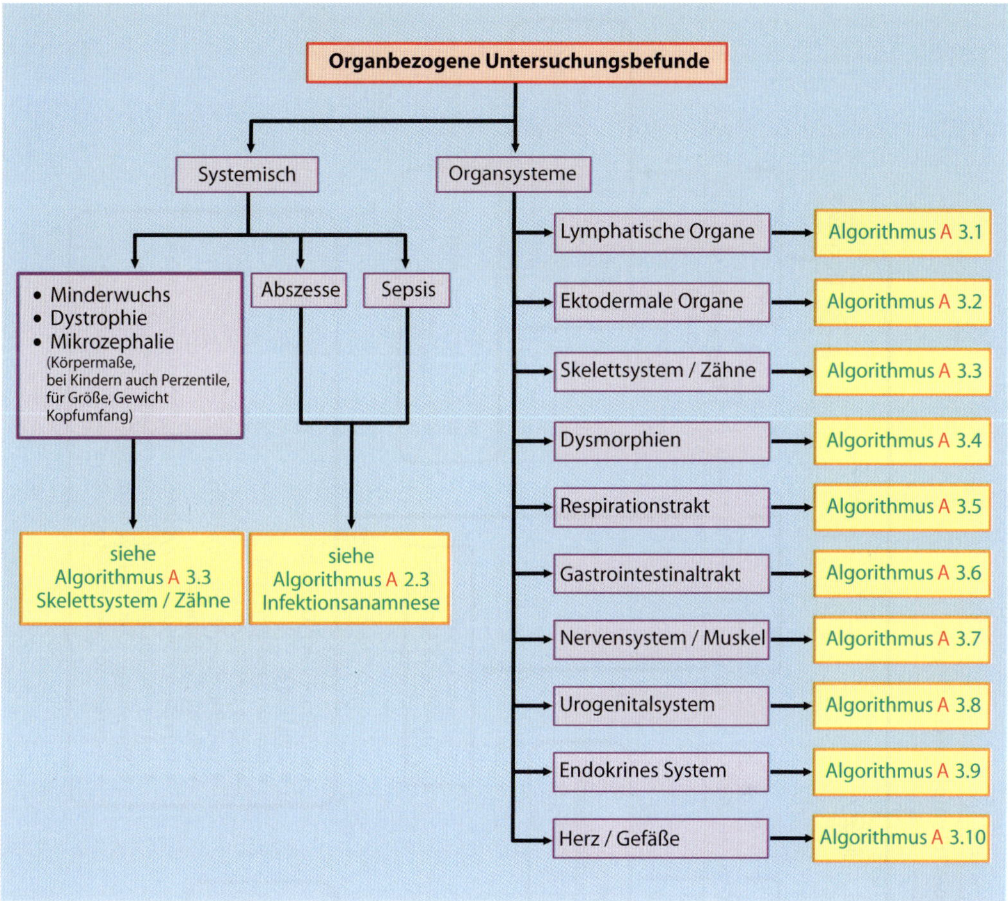

Gliederung 3: Organbezogene Untersuchungsbefunde (körperliche Untersuchung, ggf. einschließlich bildgebender Verfahren und Histopathologie).

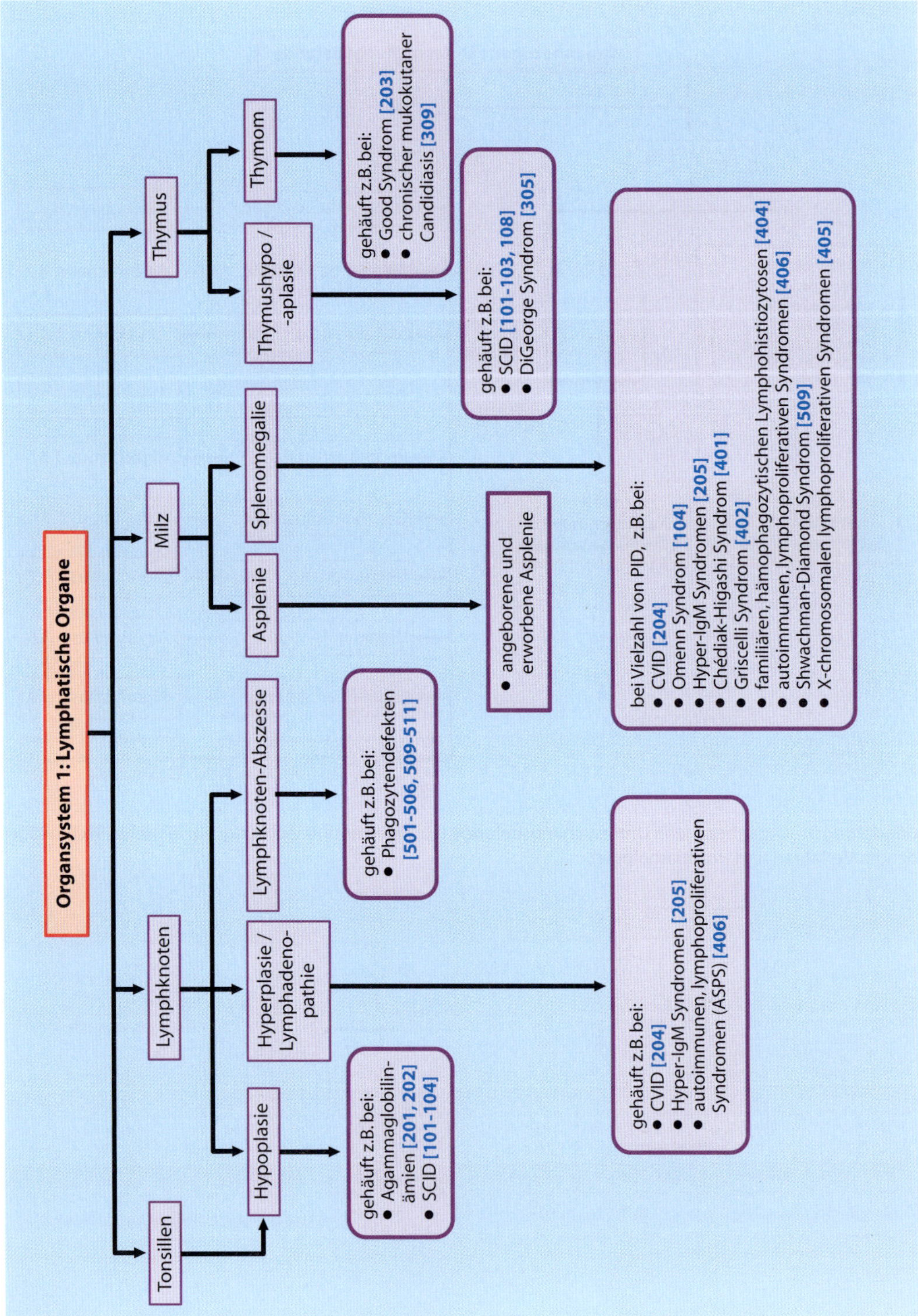

Diagnostischer Algorithmus A 3.1: Lymphatische Organe.

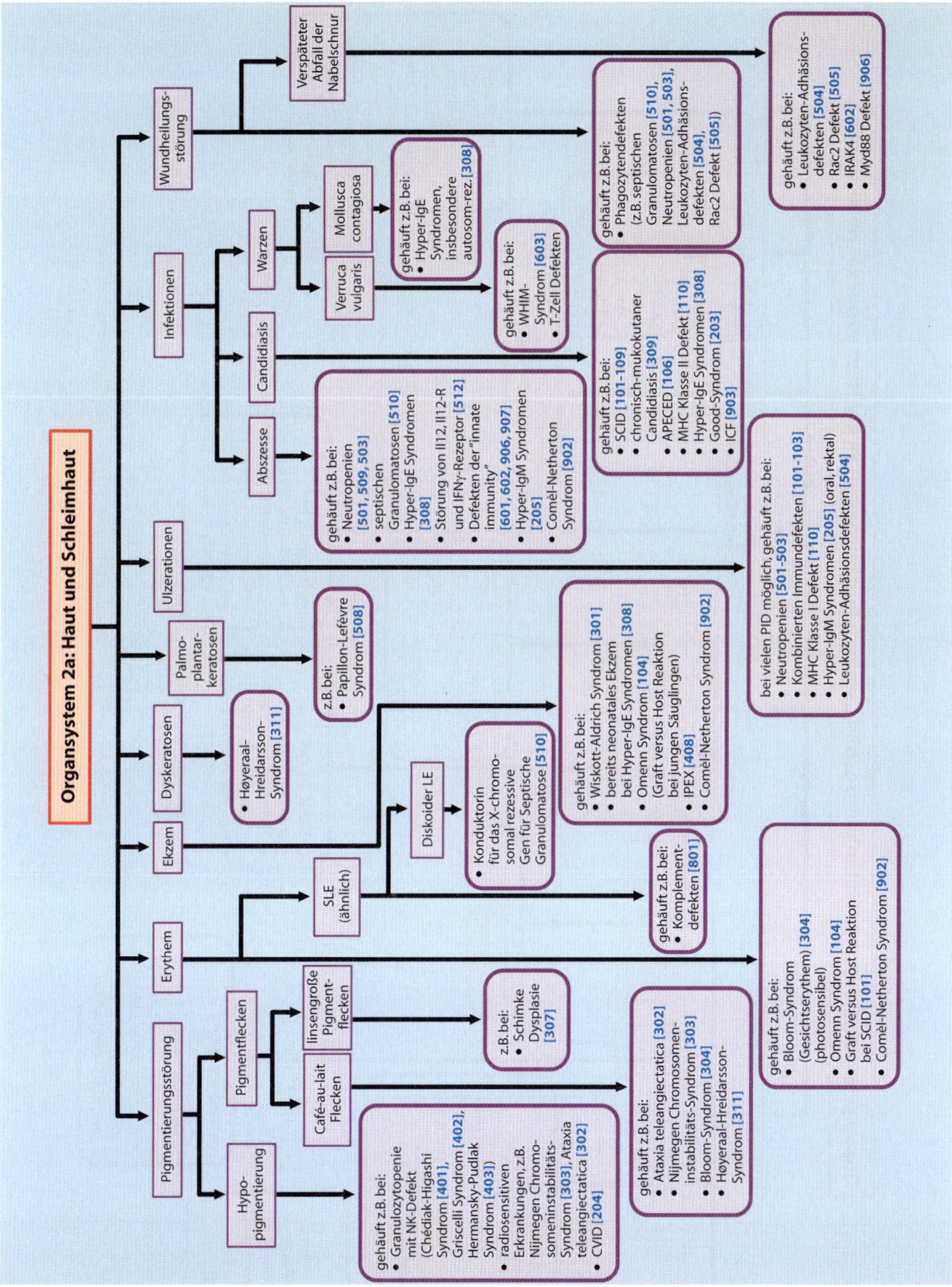

Diagnostischer Algorithmus A 3.2a: Haut und Schleimhaut (Teil 1).

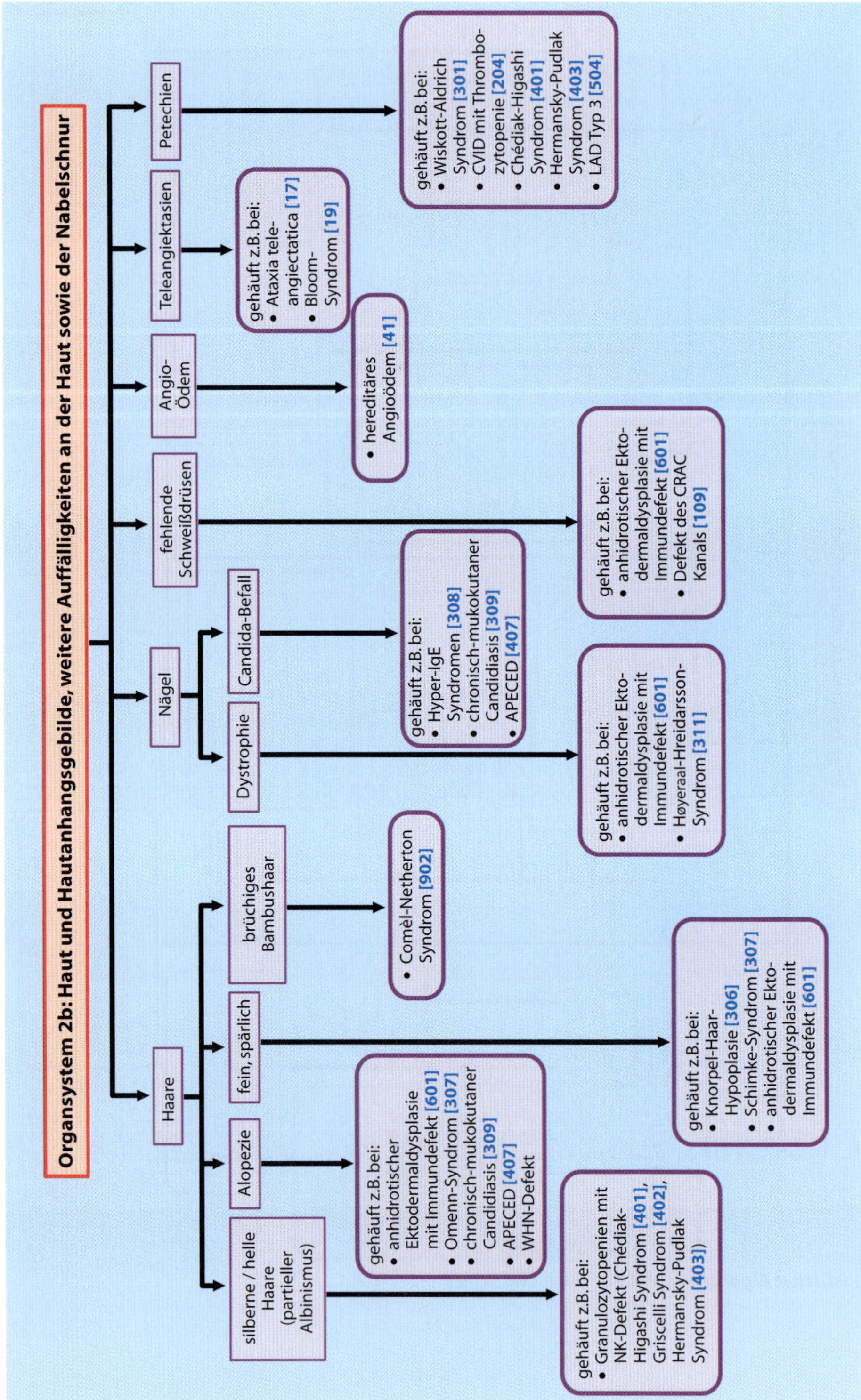

Diagnostischer Algorithmus A 3.2b: Haut und Hautanhangsgebilde (Teil 2).

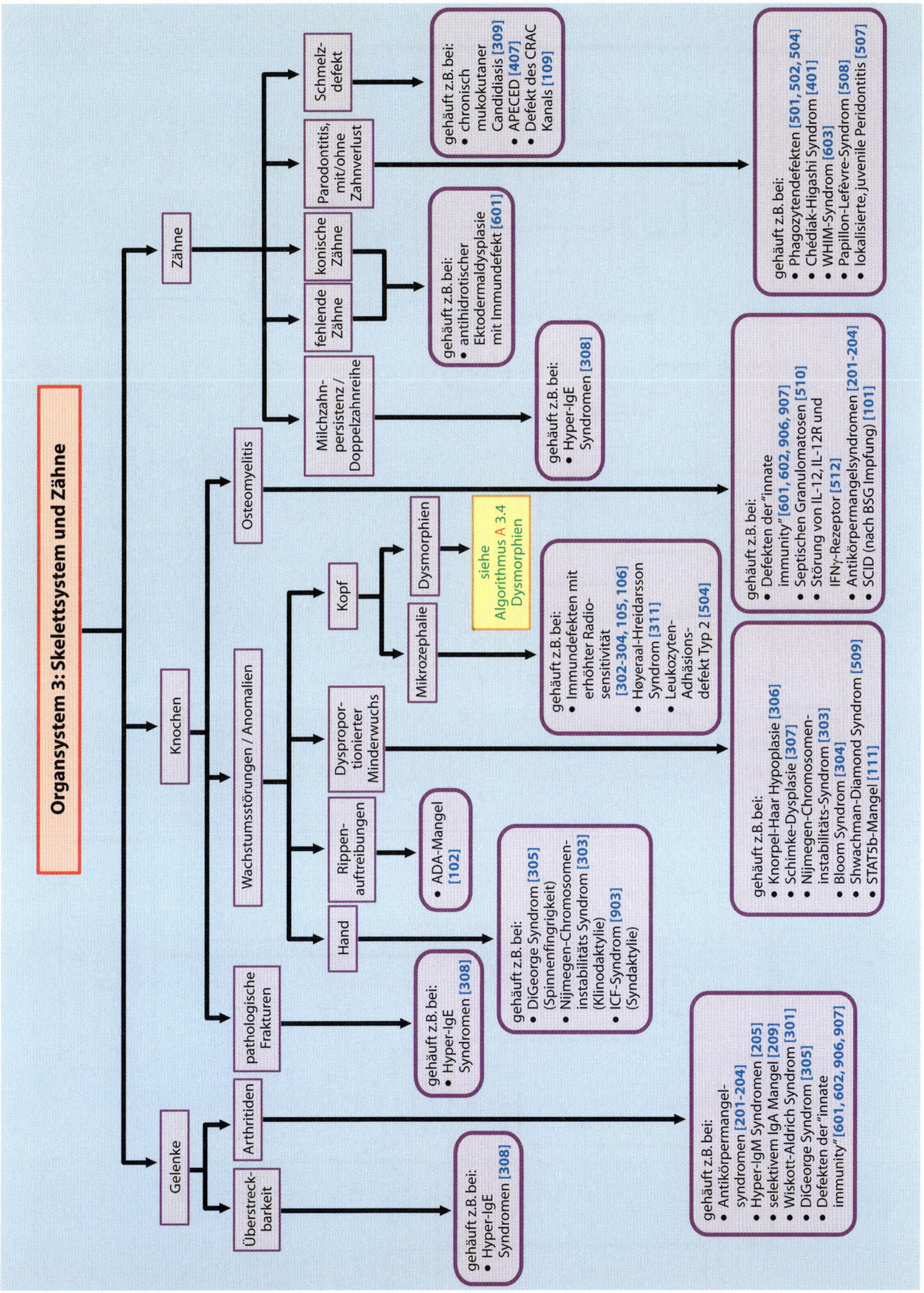

Diagnostischer Algorithmus A 3.3: Skelettsystem und Zähne.

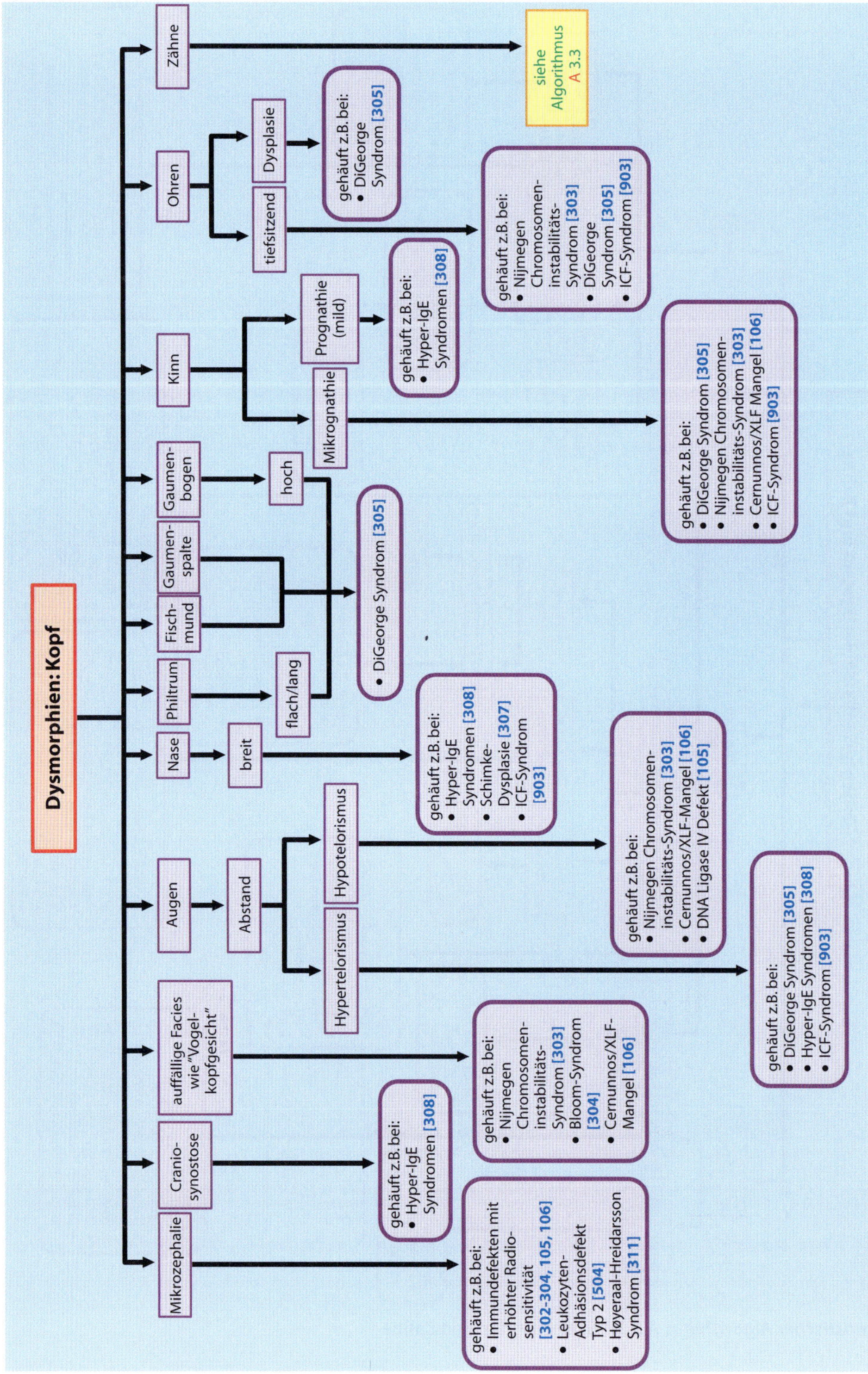

Diagnostischer Algorithmus A 3.4: Dysmorphien.

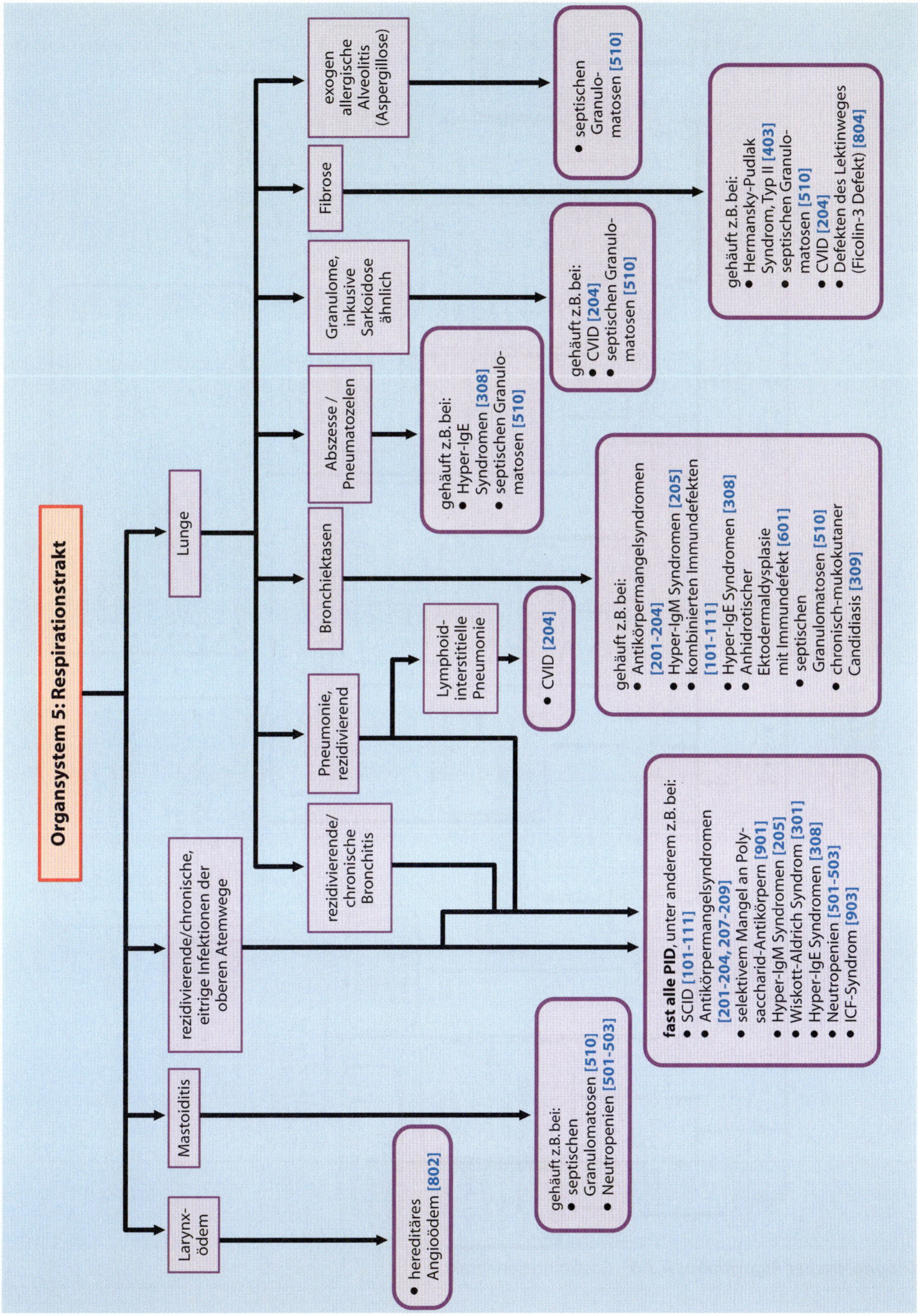

Diagnostischer Algorithmus A 3.5: Respirationstrakt.

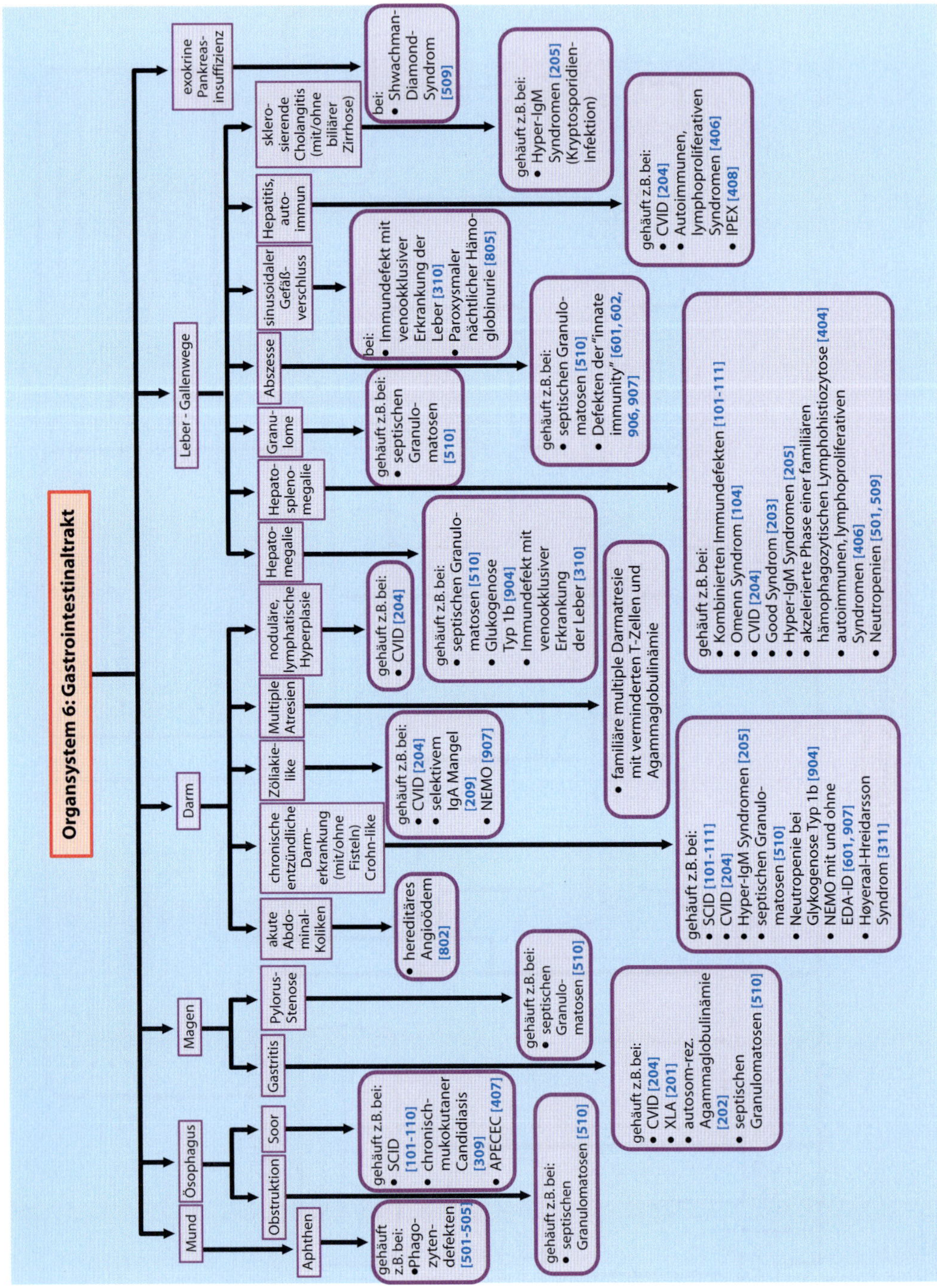

Diagnostischer Algorithmus A 3.6: Gastrointestinaltrakt.

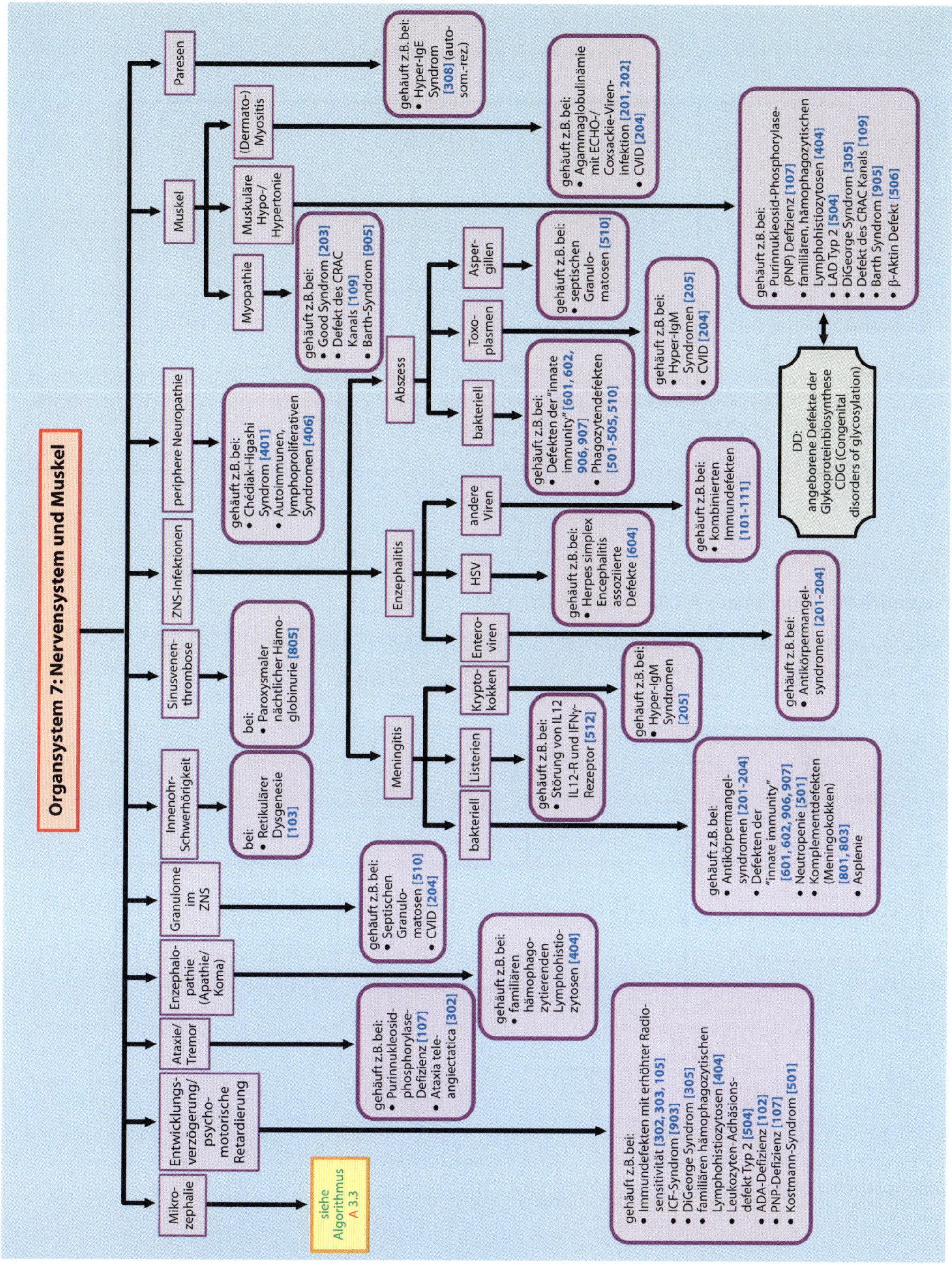

Diagnostischer Algorithmus A 3.7: Nervensystem und Muskel.

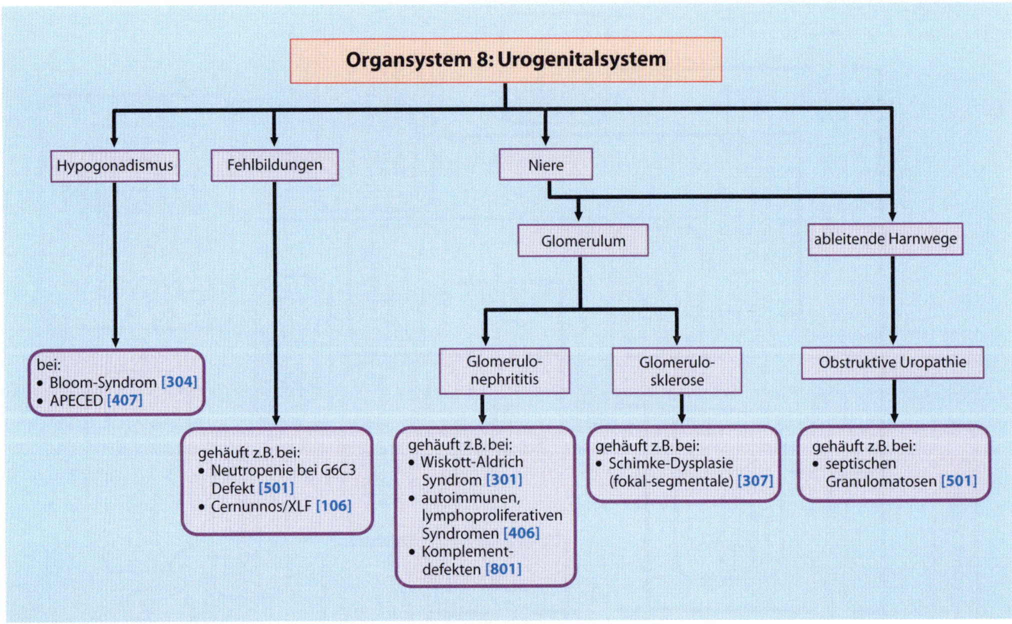

Diagnostischer Algorithmus A 3.8: Urogenitalsystem.

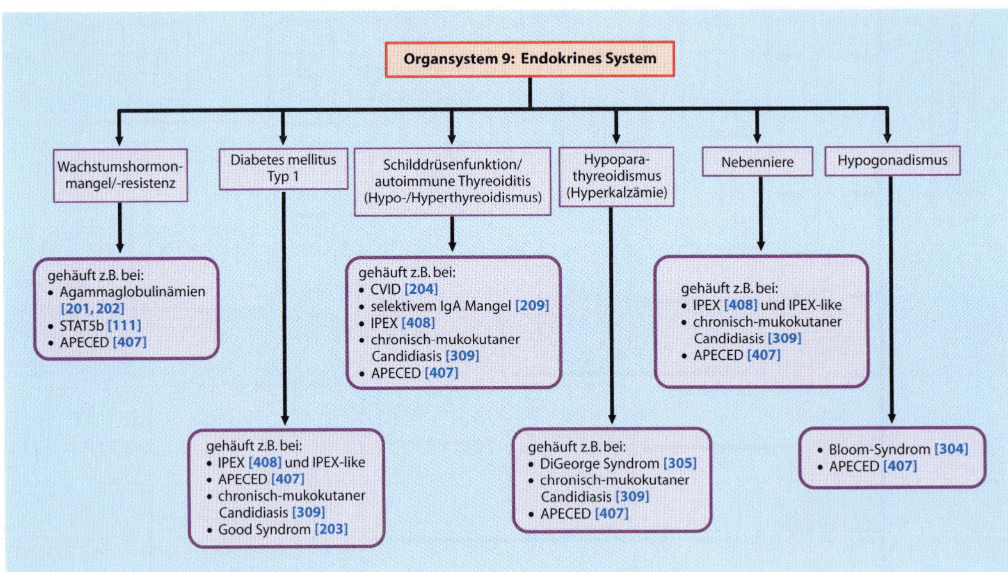

Diagnostischer Algorithmus A 3.9: Endokrines System.

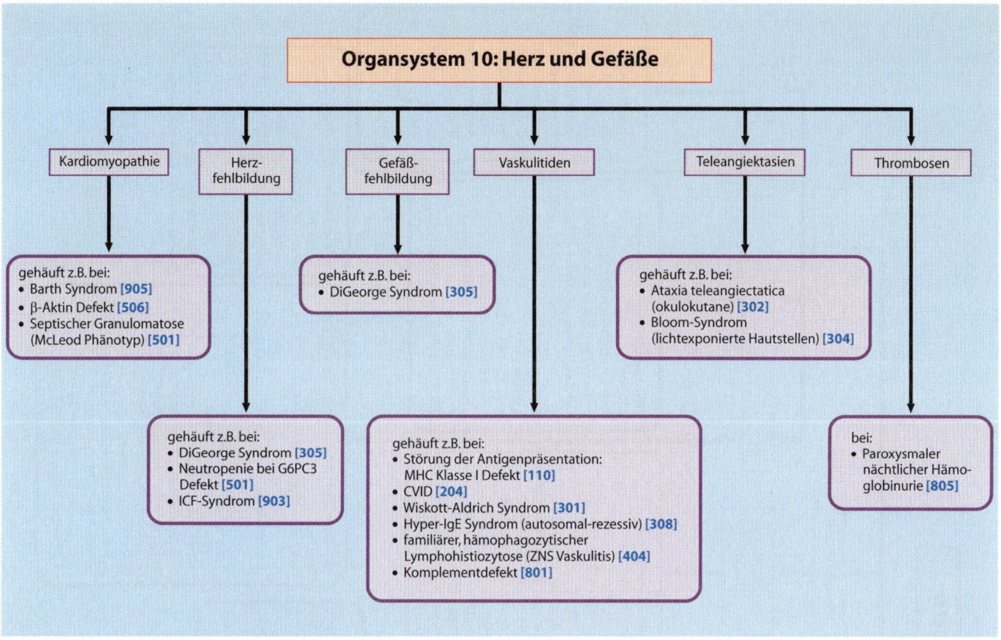

Diagnostischer Algorithmus A 3.10: Herz und Gefäße.

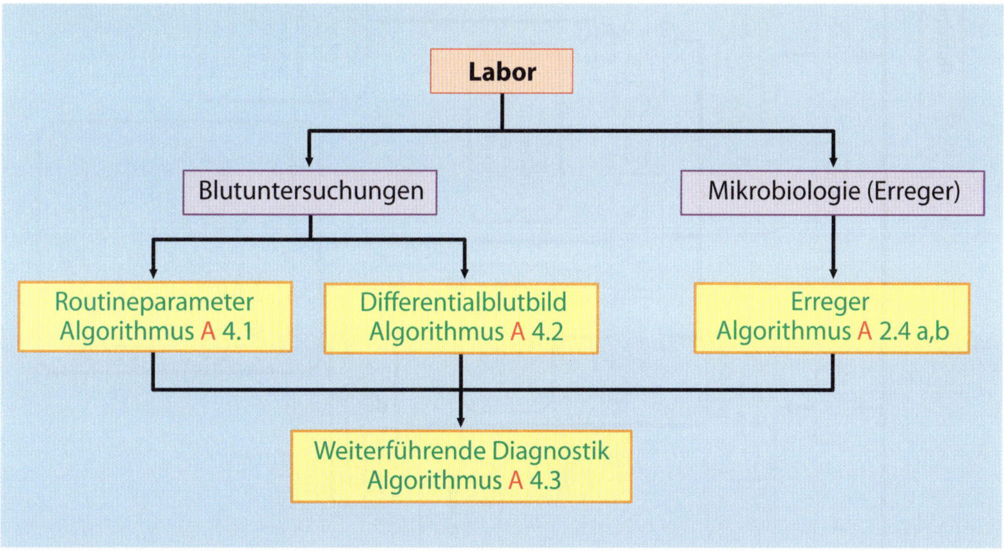

Gliederung 4: Labor. Einzelparameter müssen im Zusammenhang mit klinischen Befunden und weiteren Laborkonstellationen befundet werden.

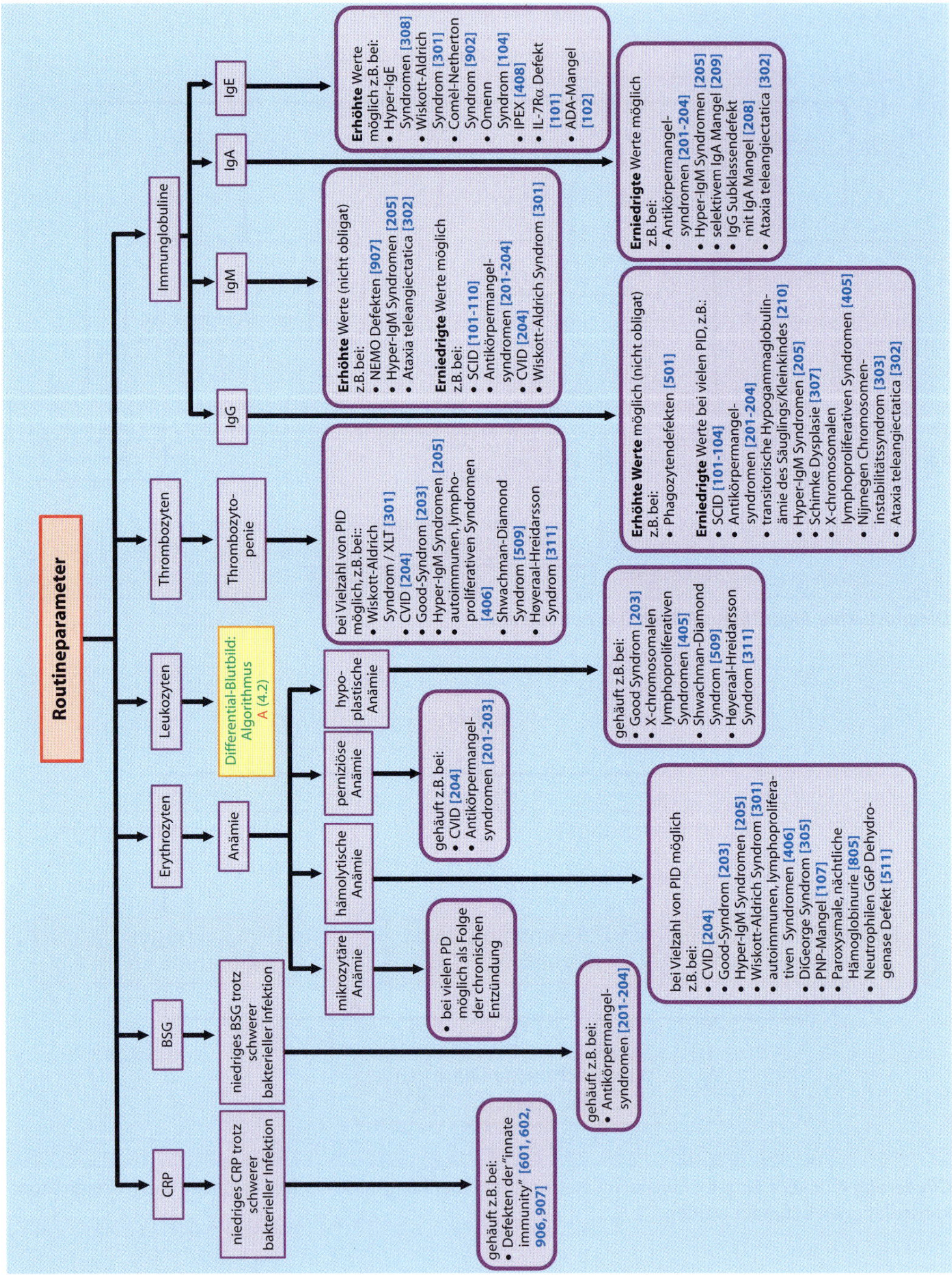

Diagnostischer Algorithmus A 4.1: Labor - Routineparameter.

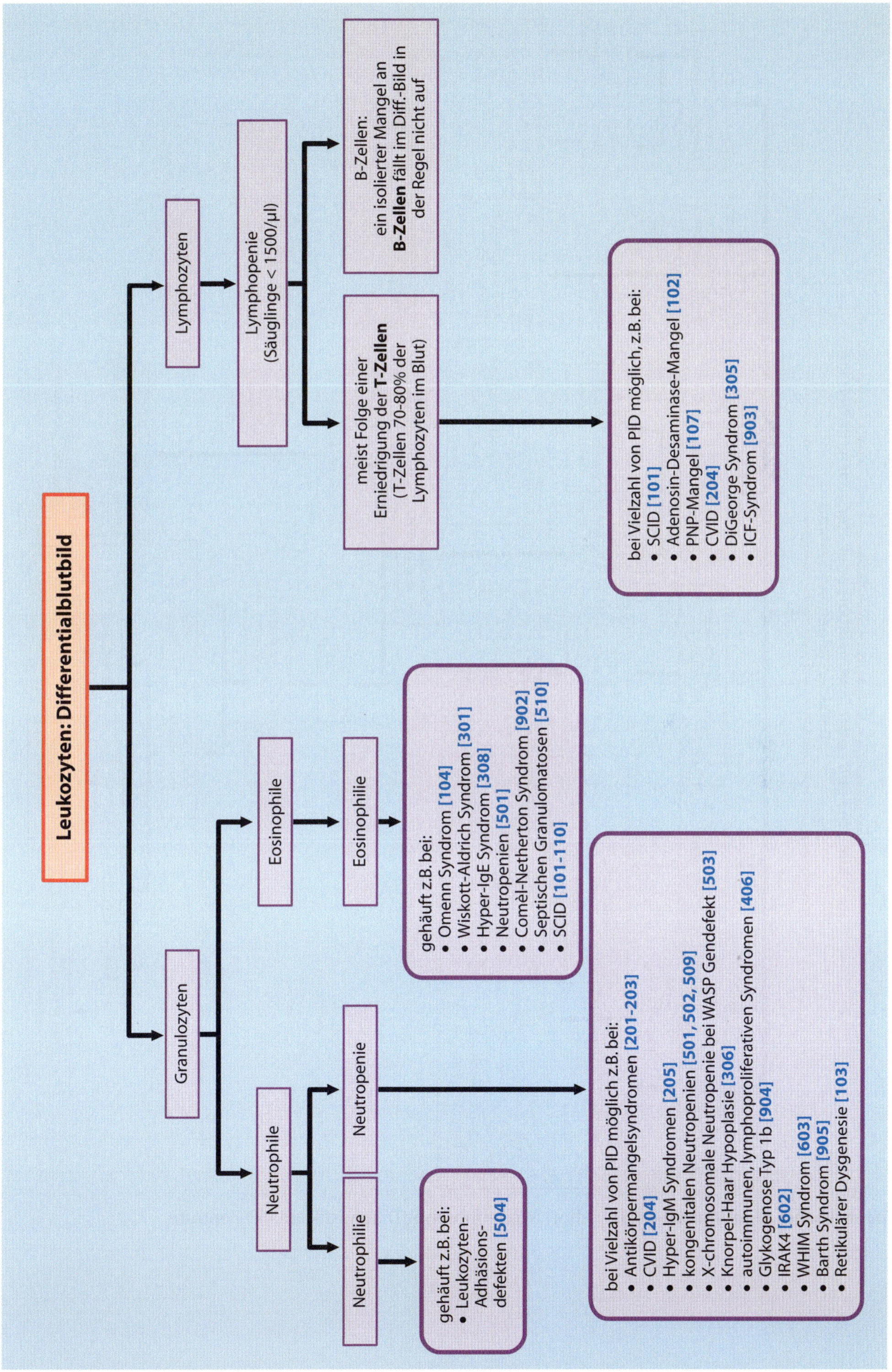

Diagnostischer Algorithmus A 4.2: Labor - Differentialblutbild.

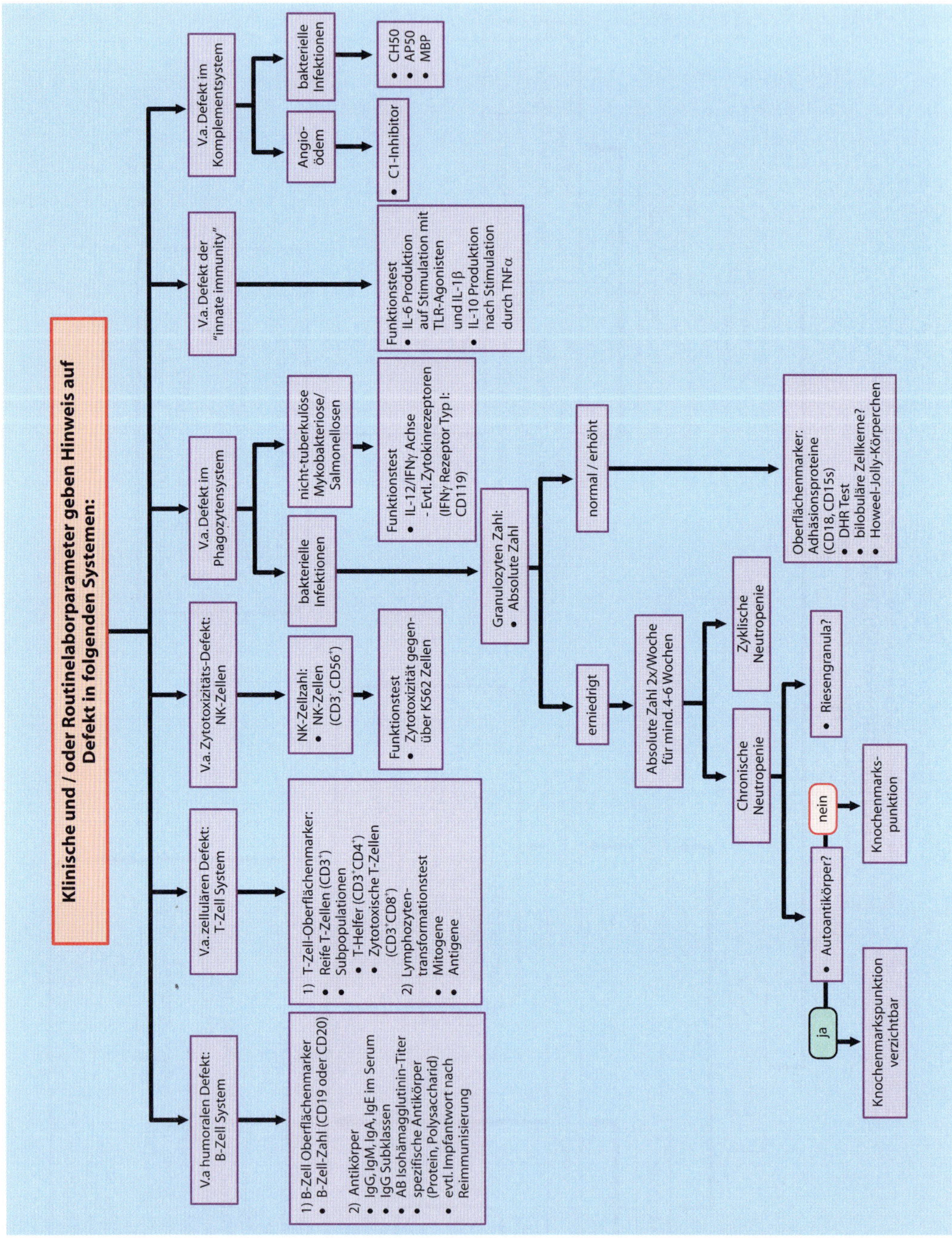

Diagnostischer Algorithmus A 4.3: Labor - Weiterführende Diagnostik am PID Zentrum.

Kombinierte Defekte [1xx]

2. Kombinierte Defekte [1xx]

Primärer Immundefekt	PID-Steckbrief
1. SCID (T-B+)	
(a) X-chromosomal (γc Defekt)	als Gruppe [101]
(b) Autosomal rezessiv (Jak3 Defekt)	als Gruppe [101]
(c) IL-7Rα Defekt	als Gruppe [101]
(d) CD45 Defekt	als Gruppe [101]
(e) CD3δ/CD3ε/CD3ζ Defekt	als Gruppe [101]
2. SCID (T-B-)	
(a) RAG-1/RAG-2 Defekt	als Gruppe [101]
(b) DCLRE1C (Artemis)-Defekt	als Gruppe [101]
(c) Adenosindesaminase (ADA) Mangel	[102]
(d) Retikuläre Dysgenesie	[103]
3. Omenn Syndrom	[104]
4. DNA Ligase IV Defekt	[105]
5. Cernunnos/XLF Mangel	[106]
6. CD40-Ligand Mangel	Siehe Tab. 3.1, Punkt 3a [205]
7. CD40 Mangel	Siehe Tab. 3.1, Punkt 3b [205]
8. Purin Nucleosid Phosphorylase (PNP) Mangel	[107]
9. CD3γ Defekt	als Gruppe [108]
10. CD8 Mangel	als Gruppe [108]
11. ZAP-70 Defekt	als Gruppe [108]
12. Defekt des CRAC-Kanals	[109]
13. MHC Klasse I Defekt	als Gruppe [110]
14. MHC Klasse II Defekt	als Gruppe [110]
15. Winged Helix Nude (WHN) Defekt	nein
16. CD25-Mangel	nein
17. STAT5b-Mangel	[111]

Tab. 2.1: IUIS Klassifikation[1]: Kombinierte Defekte [1xx].

Neben den hier unter SCID [101] zusammengefassten PID können auch andere kombinierte Immundefekte das Bild eines SCID zeigen (z.B. Omenn Syndrom [104], DNA Ligase IV Defekt [105], Cernunnos/XLF Defekt [106]). Diese werden, ebenso wie weitere einzelne SCID, auf Grund klinischer Besonderheiten separat aufgeführt.

2.1. [101] Schwerer kombinierter Immundefekt

Synonym

Severe combined Immunodeficiency (SCID)

Führende Krankheitszeichen

SCID umfasst über 12 genetisch unterscheidbare Erkrankungen. Charakteristisch ist das meist vollständige Fehlen spezifischer T- und B-Zellfunktionen bei ausgeprägter Hypoplasie des gesamten lymphatischen Systems; frühzeitiges Auftreten (meist im frühen Säuglingsalter) schlecht beherrschbarer, rasch lebensbedrohlicher Infektionen. Ohne Versuch einer Immunrekonstitution Prognose infaust.

Pathogenese

Ausgeprägte Reifungsstörungen, seltener auch funktionale Störungen lymphatischer Zellen.

Ätiologie

Genetischer Defekt: verschiedene Gendefekte [*IL2Rγc* (common gamma chain, Bestandteil von IL-Rezeptor für IL-2, -4, -7, -9, -15, -21), *IL7Rα*, *RAG-1*, *RAG-2*, *Artemis*, *JAK3*, Ketten des CD3 Moleküls: delta (δ), epsilon (α), oder zeta (ζ)[2]] führen zu einer defekten Expression von Rezeptoren oder zum Fehlen von Enzymen, die für die Ausreifung und Funktion lymphatischer Zellen notwendig sind.

Erbgang: je nach Defekt autosomal-rezessiv, X-chromosomal rezessiv.

Klinik

Ausgeprägte Infektionsanfälligkeit, besonders für opportunistische Erreger; charakteristisch sind frühe Gedeihstörung bei nicht beherrschbarer Enteritis (Rotavirus), ausgeprägter Candidabefall (Mundsoor), akute interstitielle Pneumonien mit respiratorischer Insuffizienz (Pneumocystis jiroveci) und andere rasch progredient verlaufende Infektionen, oft mit schlechtem Ansprechen auf übliche therapeutische Maßnahmen. Klinische Zeichen einer "Graft versus host" Reaktion (GvHR) an der Haut durch transplazentaren Übertritt mütterlicher T-Zellen sind häufig. Transfusionen mit unbestrahltem Blut können zu einer tödlichen GvHR führen. Lymphatische Organe (Lymphknoten, Thymus) sind meist nicht ausgebildet (schmales Mediastinalband, fehlende, nicht sichtbaren Tonsillen).

Krankheitsbeginn

Als Neugeborene fast immer unauffällig, erste Symptome in der Regel ab dem 2.-3. Lebensmonat.

Diagnostik

Labor: Lymphozytopenie (nicht obligat!), T-Zellen meist völlig fehlend, können aber auch vorhanden sein, z.B. mütterlichen Ursprungs oder bei Omenn Syndrom; B-Zell-Zahl können normal sein (B^+ -SCID), jedoch nicht funktionsfähig, oder vollständig fehlen (B^- -SCID); NK Zellen ebenfalls variabel je nach molekularem Defekt; evtl. Eosinophilie, Thrombozytose, Agranulozytose; IgG meist deutlich erniedrigt (bzw. abfallendes mütterliches IgG), IgA/IgM meist vollständig fehlend. Bei IL7Rα-Defekt evtl. erhöhte IgE Serumspiegel. Screening-Test von Neugeborenen auf SCID sind möglich[3], jedoch derzeit noch nicht Routine.

Therapie

Ziel: Rekonstitution des Immunsystems durch allogene Stammzelltransplantation; in Erprobung sind gentherapeutische Behandlungsansätze. Überbrückung der Zeit bis zur Transplantation: konsequenter Infektionsschutz durch strenge hygienische Maßnahmen, antibiotische Prophylaxe, Antikörpersubstitution. Blutprodukte müssen zur Verhinderung einer GvHR zwingend bestrahlt werden. Bei Gedeihstörung frühzeitig parenterale Ernährung.

Prognose

Ohne Immunrekonstitution immer infaust, nach Stammzelltransplantation Langzeitüberleben bei der Mehrzahl der Patienten.

Bei hypomorphen Mutationen sind auch mildere Verläufe möglich.

Differentialdiagnose

Andere kombinierte Immundefekte wie ADA-Mangel [102], Retikuläre Dysgenesie [103], Omenn Syndrom [104], PNP-Mangel [107].

Publikationen

Übersichtsarbeit Kalman et al. 2004 [4]

2.2. [102] Adenosin-Desaminase (ADA) Mangel

Synonym

SCID mit Adenosin-Desaminase (ADA) Mangel

Führende Krankheitszeichen

Extreme Lymphopenie, SCID Klinik. Neben schweren Verlaufsformen bei vollständigem Fehlen von ADA sind selten auch mildere Varianten bei Restaktivität des Enzyms möglich.

Pathogenese

Purinstoffwechselstörung; als Folge des Enzymmangels wird Adenosin nicht abgebaut, Stoffwechselmetabolite akkumulieren, die sich toxisch insbesondere auf Lymphozyten auswirken.

Ätiologie

Genetischer Defekt: Defekt des *ADA* Gens (20q12-q13.1)

Erbgang: autosomal-rezessiv

Klinik

Bei fehlender Enzymaktivität Vollbild des SCID mit frühzeitiger Entwicklung schwerster Infektionskomplikationen, vor allem des Gastrointestinal- und Respirationstraktes. Bei milderen Varianten neben chronischen Infektionen oft auch Zeichen der Immundysregulation mit Autoimmunphänomenen (Autoimmunzytopenie, Thyreoiditis, Kolitis, Asthma, ekzematöse Hautveränderungen). Gedeihstörungen können wichtigen Hinweis geben. Patienten mit ADA-Mangel zeigen häufig Entwicklungsverzögerungen (geringere neurologische Defizite als beim PNP Mangel).

Krankheitsbeginn

Beim Vollbild des SCID erste Krankheitszeichen in den ersten Lebenswochen. Es können auch primär neurologische Defizite auffällig werden. Daneben gibt es auch "late onset" Verläufe (Manifestation nach dem 2. Lebensjahr), bei denen häufig die Immundysregulation im Vordergrund steht. Milde Verlaufsformen häufig vermutlich nicht diagnostiziert.

Diagnostik

Labor: charakteristisch bei schweren Formen: ausgeprägte Lymphopenie mit Fehlen von T-Zellen, B-Zellen und NK-Zellen.

Definitive Diagnose: Nachweis reduzierter/fehlender ADA-Enzymaktivität in Erythrozyten.

Therapie

Prophylaktische Maßnahmen wie bei SCID. Neben Stammzelltransplantation Behandlung auch durch regelmäßige Enzymsubstitution[5,6] möglich, die meist zu einer deutlichen Verbesserung der Immunfunktionen führt; auch geeignet zur Überbrückung bis geeigneter Stammzellspender gefunden wird. Erste Therapieversuche mit Gentherapie erfolgreich, auch über längeren Zeitraum[7]. Bei milderem Phänotyp evtl. nur supportive Maßnahmen (Antibiotika, Immunglobuline, Immunsuppression bei Autoimmunphänomenen).

Prognose

Bei schweren Formen ohne Versuch einer Immunrekonstitution immer infaust. Trotz erfolgreicher Immunrekonstitution wurden neurologische Spätkomplikationen bei einem erheblichen Anteil der überlebenden Patienten beobachtet. Ätiologie nicht sicher, wahrscheinlich Folge der Grunderkrankung.

Differentialdiagnose

PNP Defizienz [107]

Publikationen

Übersichtsarbeit Booth et al. 2007 [8]

2.3. [103] Retikuläre Dysgenesie

Synonym

reticular dysgenesis, aleukocytosis

Führende Krankheitszeichen

SCID Klinik mit schweren Infektionen, Enteritis, Sepsis, Pneumonie. Lymphozytopenie, Agranulozytose.

Pathogenese

Defekt der Adenylatkinase 2 (AK2), welche wichtig ist für die mitochondriale Energiegewinnung. Dies bewirkt frühen Reifungsstopp der myeloischen Zelllinien (auf Ebene der Promyelozyten), bei normaler Reifung von Erythrozyten und Thrombozyten; sowie eine gestörte Reifung der Lymphozyten[9]. AK2 ebenfalls in Stria vascularis des Innenohres exprimiert[10].

Ätiologie

Genetischer Defekt: *AK2* Gen

Erbgang: autosomal-rezessiv

Klinik

Besonders schwere Form eines SCID mit Gedeihstörungen, Enteritiden, Pneumonien, Sepsis (bakteriell, mykotisch), lokalen Entzündungen. Thymushypo/-aplasie, Hypoplasie sekundärer lymphatischer Organe. Graft-versus-Host Disease durch mütterliche T-Zellen. Innenohrschwerhörigkeit.

Krankheitsbeginn

Erste Lebenstage

Diagnostik

Röntgen/Ultraschall: Thymushypoplasie

Labor: schwere Lymphozytopenie, Lymphozytenfunktionsstörung, Agranulozytose,

Therapie

Immunrekonstitution durch Stammzelltransplantation[11]

Prognose

Besonders schwere Form eines SCID, ohne Stammzelltransplantation innerhalb von Tagen oder Wochen infaust.

Differentialdiagnose

Anderer SCID mit Neutropenie [101][12]

2.4. [104] Omenn Syndrom

Synonym

SCID mit Eosinophilie

Führende Krankheitszeichen

Generalisierte Erythrodermie und exfoliative Dermatitis mit sekundärer generalisierter Alopezie; ausgeprägte Lymphadenopathie und Hepato-Splenomegalie, in Kombination mit Zeichen des SCID

Pathogenese

Sogenannter leaky SCID; der zugrunde liegende molekulare Defekt lässt die Bildung autoaggressiver T-Zellen zu. Diese induzieren massive Entzündungszeichen wie bei einer Graft versus Host Disease. Bei den T-Zellen handelt es sich um patienteneigene Zellen und nicht um mütterliche T-Zellen, die eine klinisch sehr ähnliche Symptomatik auslösen können.

Ätiologie

Genetischer Defekt: verschiedene genetische Defekte des SCID (*RAG1/2, IL7Rα, Artemis, DNA Ligase IV*[13]), wobei meistens Missense-Mutationen vorliegen, so dass geringe Restfunktionen bestehen.

Erbgang: autosomal rezessiv

Klinik

Infektanfälligkeit und Komplikationen wie bei SCID; frühzeitige Entwicklung schwerster Entzündungszeichen, besonders an der Haut, mit exfoliativer Erythrodermie, dadurch evtl. Alopezie, sekundärer lederartiger Verdickung, oft ausgeprägter Pruritus; massive Hepatosplenomegalie, deutlich vergrößerte äußere Lymphknoten. Proteinverlust über Haut und Gastrointestinaltrakt[14, 15].

Krankheitsbeginn

Meist bereits im Neugeborenenalter.

Diagnostik

Labor: Lymphozytose (hohe Zahl aktivierter T-Zellen); als wichtiger Hinweis auf SCID oft vollständiges Fehlen von B-Zellen, ausgeprägte Eosinophilie (oft > 1000/µl), hohes IgE trotz B-Zellmangel! Oligoklonales T-Zellrezeptorrepertoire

Therapie

Aggressive immunsuppressive Behandlung (Steroide systemisch, Cyclosporin A) zur Elimination autoaggressiver T-Zellen, zügige Behandlung durch Stammzelltransplantation als einzig verfügbare Therapieoption.

Prognose

Ohne Transplantation infaust.

Differentialdiagnose

SCID mit GvHD nach materno-fetaler, transplazentarer Transfusion, Omenn Syndrom kann auch evtl. im Zusammenhang mit anderem PID auftreten: Knorpel-Haar Hypoplasie [306], ADA Mangel [102], DiGeorge Syndrom [305], DNA Ligase IV Defekt [105] [14]

Publikationen

Aktuelle Übersichtsarbeit Villa et al. 2008 [14], Gruber et al. 2009 [16]

2.5. [105] DNA Ligase IV Defekt

Synonym

LIG4-Syndrom

Führende Krankheitszeichen

Mikrozephalie, Minderwuchs, meist Entwicklungsretardierung, rezidivierende Infektionen.

Pathogenese

DNA-Ligase IV, wichtig für Reparatur von Doppelstrangbrüchen der DNA im Rahmen des "non-homologous end joining" (NHEJ). Ein Defekt führt daher zur Störung der DNA-Reparatur, ebenso ist das für die Entwicklung der B- und T-Zellen wichtige V(D)J Re-arrangement betroffen[17].

Ätiologie

Genetischer Defekt: Defekt im Gen der *DNA Ligase IV* auf Chromosom 13q22-q34

Erbgang: autosomal-rezessiv

Klinik

Klinik ähnlich dem Nijmegen-Chromosomeninstabilitätssyndrom [303][18] mit Wachstumsretardierung Mikrozephalie, Entwicklungsverzögerungen, Gesichts-Dysmorphien ("vogelkopfartig"), erhöhter Strahlensensitivität. Der Immundefekt zeigt sich insbesondere durch chronische, respiratorische Infektionen, doch wurden auch schwere Verläufe mit dem Bild eines SCID beobachtet[19]. Neigung zu Malignomen. Extreme Empfindlichkeit für Chemo- und Radiotherapie. Daneben wurden auch endokrine Störungen wie Hypothyroidismus und Diabetes mellitus Typ II, sowie Hypogonadismus und Amenorrhoe beschrieben[17].

Krankheitsbeginn

Evtl. schon bei Geburt auffällig durch Wachstumsretardierung, Mikrozephalie[18]

Diagnostik

Labor: zelluläre Radiosensitivität, variabler kombinierter B-T-Immundefekt, Panzytopenie, Hypogammaglobulinämie. Molekularbiologischer Nachweis des Gendefektes.

Therapie

Supportive Maßnahmen, Stammzelltransplantation

Prognose

Entwicklungen von Leukämien/Lymphomen sind beschrieben[17-19]. Prognose abhängig von Schwere des Immundefektes.

Differentialdiagnose

Nijmegen-Chromosomeninstabilitäts-Syndrom [303], Cernunnos/XLF Mangel [106]

Publikationen

Übersichtsarbeit Enders et al. 2006 [19]. Übersichtsarbeit Defekte DNA Doppelstrangbruch-Reparatur: Gennery 2006 [20]

2.6. [106] Cernunnos/XLF Mangel

Synonym

Cernunnos-XRCC4-like factor (XLF) deficiency

Führende Krankheitszeichen

Mikrozephalie, intrauterine Wachstumsretardierung, zelluläre Strahlensensitivität, zunehmender kombinierter Immundefekt

Pathogenese

Cernunnos/XLF spielt eine wichtige Rolle bei der Reparatur von DNA-Doppelstrangbrüchen im Rahmen des so genannten "non-homologous end joining" (NHEJ). Analog zu anderen Defekten im NHEJ, führt dies zur Störung der DNA-Reparatur, ebenso ist das für die Entwicklung der B- und T-Zellen wichtige V(D)J Rearrangement betroffen[20].

Ätiologie

Genetischer Defekt: Defekt im *Cernunnos-XLF* Gen.

Erbgang: autosomal-rezessiv

Klinik

Frühzeitig Infektionskomplikationen auf Grund des T-B-Zell Defektes (SCID). Vogelkopfartiges Gesicht, Mikrozephalie, evtl. urogenitale Missbildungen und Knochenfehlbildungen[21]. Autoimmunphänomene wie hämolytische Anämie und Thrombozytopenie[22] möglich. Enteritiden durch Giardia lamblia, Salmonellen, Campylobacter. An der Haut: Molluscum contagiosum und Feigwarzen.

Krankheitsbeginn

Mikrozephalie bei Geburt, Wachstumsretardierung evtl. erst im Kindesalter auffällig[21]. Schwere Infektionen teils ab Geburt, teils erst im Kleinkindalter.

Diagnostik

Labor: progredienter B-Zellmangel, T-Zellen erniedrigt, Hypogammaglobulinämie, IgM variabel[21], manchmal deutlich erhöht, zelluläre Radiosensitivität; molekularer Nachweis des Defektes.

Therapie

Immunglobulinsubstitution, Antibiotika; erfolgreiche Stammzelltransplantationen sind beschrieben[22].

Prognose

Hohe Letalität

Differentialdiagnose

DNA Ligase IV Defekt [105], Nijmegen Chromosomeninstabilitätssyndrom [303], andere Defekte der DNA Reparatur

Publikationen

Übersichtsarbeit Defekte DNA Doppelstrangbruch-Reparatur: Gennery 2006 [20]

2.7. [107] PNP-Mangel

Synonym

Purinnukleosidphosphorylase-Defizienz

Führende Krankheitszeichen

Zeichen eines kombinierten (B- und T-Zell) Defektes in Kombination mit neurologischen Manifestationen. Oft zunächst nur milde Ausprägung der Immunschwäche mit geringer Infektionsanfälligkeit, progrediente Verschlechterung.

Pathogenese

Defekt im Purinstoffwechsel, ähnlich wie bei ADA Mangel [102].

Ätiologie

Genetischer Defekt: *PNP* Gen auf Chromosom 14q13.1

Erbgang: autosomal-rezessiv

Klinik

Immundefekt variabel, bei milderen Varianten Anfälligkeit vor allem für Viren (EBV), bei schweren Varianten Infektionskomplikationen wie bei SCID. Dagegen finden sich oft schon früh Zeichen der Entwicklungsverzögerung mit progressiver Retardierung, Ataxie, muskulärer Hypo-/Hypertonie, Tremor. Humorale Immunantwort in der Regel erhalten. Zeichen der Immundysregulation (autoimmunhämolytische Anämie).

Krankheitsbeginn

Zeichen des Immundefektes oft erst in ersten Lebensjahren, neurologische Symptome jedoch meist schon während des ersten Lebensjahres.

Diagnostik

Labor: Immunfunktionen variabel je nach Ausprägung des Immundefektes, oft progrediente Verschlechterung der immunologischen Parameter mit Abfall der Immunglobuline und der T-Zellen. Definitive Diagnose: Nachweis reduzierter/fehlender Enzymaktivität von PNP in Erythrozyten. Niedrige Harnsäurewerte im klin.-chem. Labor.

Therapie

Bei schweren Formen: prophylaktische Maßnahmen wie bei SCID und frühzeitige Stammzelltransplantation, die auch zur Stabilisierung der ZNS Symptomatik beitragen kann. Bei mildem Verlauf evtl. nur supportive Maßnahmen (antibiotische Prophylaxe, Immunglobuline, Immunsuppression bei Autoimmunphänomenen).

Prognose

Bei SCID-Phänotyp ohne Stammzelltransplantation infaust. Häufig fatal im Alter von 4-6 Jahren auf Grund von Herpes-Virus Infektionen.

Differentialdiagnose

ADA-Defizienz [102]

2.8. [108] CD8⁺-T- Lymphozyten-Mangel

Synonym

In Abhängigkeit vom zu Grunde liegendem Defekt: CD3γ-Defekt, CD8-Mangel, ZAP-70 Defekt

Führende Krankheitszeichen

Kombinierter Immundefekt: Schwere respiratorische und gastrointestinale Infektionen, generalisierte Virusinfektionen und Autoimmunphänomene.

Pathogenese

Defekt in der Signalübertragung des T-Zell Rezeptors durch Defekte in der gamma (γ)-Kette von CD3, der Signalweiterleitung über die Protein-Tyrosin-Kinase ZAP-70, oder durch Defekte von CD8.

Ätiologie

Genetischer Defekt: Mutation im Gen für *CD3-γ*-Kette. *CD8α, ZAP-70-Kinase.*

Erbgang: autosomal-rezessiv

Klinik

Rekurrierende bronchopulmonale Infektionen, chronische Diarrhoe, Gedeihstörung im frühen Säuglingsalter. Bei CD3-γ-Defekt Autoantikörper gegen Darmepithel, glatte Muskulatur, Mitochondrien. Autoimmune hämolytische Anämie. Thymus nur rudimentär vorhanden. Bei ZAP70 Defekt auch ein Patient mit generalisierte Erythrodermie mit Eosinophilie und IgE Erhöhung beschrieben (Phänotyp eines Omenn-Syndroms). Klinik kann sehr variabel sein, bei Defekt in CD8α auch homozygote, klinisch gesunde Träger des Gendefektes, trotz fehlender $CD8^+$ T- Zellen, beschrieben[23].

Krankheitsbeginn

In der Regel im 1. Lebensjahr

Diagnostik

Labor: Verminderung der $CD8^+$ positiven T-Zellen. Normale Serumimmunglobulinspiegel.

Therapie

Ggf. allogene Stammzelltransplantation

Prognose

Sehr variable Ausprägung des Immundefektes möglich

Differentialdiagnose

Andere kombinierte Immundefekte [101-107, 109-111], bei Defekten in anderen Ketten des CD3 Moleküls [Kette delta (δ), epsilon (ε), oder zeta (ζ)] in der Regel schwere Verlaufsform eines T-B+ SCID [101]

Publikationen

Aktuelle Fallbeschreibungen ZAP-70 Turul et al. 2009 [24], CD3 T-Zell Rezeptor Defekte Le Deist et al. 2007 [25], Fischer et al. 2005 [26], CD8α Mancebo et al. 2008 [23]

2.9. [109] Defekt des CRAC Kanals

Synonym

Ca^{2+} release-activated Ca^{2+} (CRAC) channels

Führende Krankheitszeichen

Gehäufte, schwere Infektionen, Myopathie

Pathogenese

CRAC Kanäle sind wichtig für den Kalzium-Einstrom in T-Zellen. Durch den Ca^{2+}-Einstrom wird unter anderem der für die Immunantwort wichtige Transkriptionsfaktor NFAT (nuclear factor of activated T-cells) aktiviert, ein Defekt im CRAC Kanal führt somit zum Ausfall der Aktivierung. STIM (stromal interaction molecule) am endoplasmatischen Retikulum ist wichtig für die Freisetzung von Kalzium, und damit wichtig für die Erhöhung von Ca^{2+} im Zytoplasma[27].

Bei diesem Defekt ebenso anzutreffende Symptome der an-/hypohidrotischen Ektodermaldysplasie evtl. bedingt durch ebenfalls verminderte Aktivierung des Transkriptionsfaktors NF-κB (nuclear factor κB), welcher eine vorübergehende Erhöhung des intrazellulären Ca^{2+} zur Aktivierung benötigt[28, 29].

Ätiologie

Genetischer Defekt: Mutation bei *Orai-1*, ein für die Funktion des CRAC Kanals wichtiges Protein[29], Mutation bei *STIM1* (stromal interaction molecule 1)[30]

Erbgang: autosomal rezessiv

Klinik

Schwerer kombinierter Immundefekt (SCID), milde Form der an-/hypohidrotischen Ektodermaldysplasie (Auffälligkeiten an Haaren, Haut, Schweißdrüsen, Zähnen, Iris-Hypoplasie), sowie eine eher milde Form einer nicht-progressiven Myopathie/muskulären Dysplasie[28]. Insbesondere bei STIM1 Defekt zusätzlich Autoimmunität: hämolytische Anämie, Thrombozytopenie, sowie Lymphadenopathie und Hepatosplenomegalie[30].

Krankheitsbeginn

Erste Lebensmonate

Diagnostik

Labor: normale B- und T-Zell Zahl bei Kindern beschrieben[28]. Funktionelle T-Zell Defekte (stark gestörte Proliferation, gestörte Antikörperbildung auf T-Zell abhängige Antigene, etc.)

Therapie

Stammzelltransplantation

Prognose

Ohne Stammzelltransplantation schlecht, nach Stammzelltransplantation bleiben muskuläre Symptome bestehen[30]

Differentialdiagnose

Andere SCID [101-108, 110-111], Zeichen der Ektodermaldysplasie siehe auch NEMO [907]

Publikationen

Übersichtsarbeit Feske 2007 [28]

2.10. [110] Störungen der Antigenpräsentation

Synonym

MHC Klasse I Defekt, MHC Klasse II Defekt, Bare Lymphocyte Syndrome (BLS) Type I/Type II

Führende Krankheitszeichen

Siehe Klinik

Pathogenese

MHC Klasse I Defekt: Durch Defekt im TAP (transporter associated with antigen processing) am endoplasmatischen Retikulum (ER) werden Peptide nicht aus dem Zytosol in das ER transportiert und an MHC Klasse I Moleküle gebunden. Dies wäre jedoch Voraussetzung für eine Präsentation der MHC Klasse I Moleküle an der Zelloberfläche.

MHC Klasse II Defekt: Defekt regulatorischer DNA-bindender Proteine für Genexpression

Ätiologie

Genetische Defekte: MHC Klasse I Defekt: Mutationen im *TAP-1*- oder *TAP-2*- oder *TAPBP* (TAP bindendes Protein)-Gen; MHC Klasse II Defekt: Mutationen in Transkriptionsfaktorgenen für MHC Klasse-II Moleküle [*CIITA* (keine Bindung an MHC II-Promotor) oder *RFX5, RFXAP, RFXANK* (=Promotorbindungskomplex)]

Erbgang: autosomal-rezessiv

Klinik

MHC Klasse I: Bronchiektasen durch Pneumonien, bakterielle Sinusitiden; ulzerierende, vaskulitische Hautläsionen (Beine, Mittelgesicht); granulomatöse Läsionen an Haut und Atemwegen (DD: Wegener'sche Granulomatose)

MHC Klasse II: Teilweise SCID-ähnlich: Chronische Diarrhoe mit Gedeihstörung. Meist viral bedingte Bronchopneumonien, auch Pneumocystis-jiroveci Pneumonien. Mukokutane Candidiasis, Kryptosporidien-Cholangitis, selten Autoimmunzytopenie.

Krankheitsbeginn

MHC Klasse I: höheres Alter, teilweise sogar bei Erwachsenen beschrieben.

MHC Klasse II: erstes Lebensjahr, teilweise Kleinkinder.

Diagnostik

Labor: MHC Klasse I Defekt: $CD8^+$ T-Zellen vermindert. MHC I stark vermindert auf allen weißen Blutzellen. Genetische Analyse von *TAP-1, TAP-2* und *Tapasin.*

MHC Klasse II Defekt: $CD4^+$ T-Zellen normal oder vermindert. Durchflusszytometrisch fehlende MHC Klasse II Expression auf der Zelloberfläche von B-Zellen und/oder Monozyten. Genetische Analyse der MHC II-Promotor-Bindungsproteine sowie des trans-aktivierenden CIITA.

Therapie

MHC Klasse I-Defekt: Symptomatische Maßnahmen (Cave: Immunsuppressiva!)

MHC Klasse II Defekt: Stammzelltransplantation.

Prognose

MHC Klasse I Defekt: besser als MHC Klasse II, bei einigen Patienten letal durch respiratorische Insuffizienz.

Differentialdiagnose

MHC Klasse I Defekt: bei Fehlen von CD8 auch an ZAP-70-Defekt Defekt γ-Kette CD3 sowie CD8α-Defekt [108] denken. granulomatöse Läsionen: Wegener'sche Granulomatose. MHC Klasse II-Defekt: auf malignen Zellen kann MHC Klasse II herunterreguliert sein.

Publikationen

Übersichtsarbeit Zimmer 2005 et al. [31], MHC Klasse II Übersichtsarbeit Klein et al. 1993 [32]

2.11. [111] STAT5b-Mangel

Synonym

Signal transducers and activators of transcription (STAT) 5b deficiency

Führende Krankheitszeichen

Kleinwuchs, schwere, respiratorische Infektionen

Pathogenese

Kleinwuchs durch Resistenz auf Wachstumshormon. STAT5 Proteine spielen sowohl im Signalweg für das Wachstumshormon als auch für IL-2 eine wichtige Rolle. Ein Defekt in STAT5b führt somit sowohl zu Wachstumsstörungen als auch zu immunologischen Defekten.

Ätiologie

Genetischer Defekt: *STAT5b*

Erbgang: autosomal-rezessiv

Klinik

Kleinwuchs, Pubertät und Skelettreife verspätet, Immundefekt mit rekurrierenden, schweren Infektionen des Respirationstraktes mit Bronchiektasen; lymphozytische interstitielle Pneumonie. Generalisiertes Ekzem; persistierende Herpesvirus-Infektion (schwer verlaufende Windpocken mit rekurrenter Herpes zoster Keratitis und Uveitis). Faziale Dysmorphien (Sattelnase, prominente Stirn). Chronische Diarrhoe[33, 34]. Es wurde auch ein Patient mit STAT5b Mutation beschrieben, welcher lediglich eine Wachstumshormonresistenz, jedoch keinen Immundefekt aufwies[35].

Krankheitsbeginn

Erste Lebensmonate

Diagnostik

Labor: moderate T-Zell Lymphopenie, stark verminderte NK-Zellen, Verminderung von regulatorischen T-Zellen (Treg), normale B-Zellzahl, erhöhte Spiegel von IgG und IgE, antinukleare Antikörper, normale Wachstumshormonspiegel bei Verminderung von IGF-1, erhöhte Prolaktinspiegel[34, 36].

Therapie

Bei respiratorischer Insuffizienz mit Hypoxämie O_2-Gabe, evtl. Besserung der respiratorischen Symptome auf Steroide[34].

Prognose

Pulmonale Schädigung bis zur Lungenfibrose

Differentialdiagnose

Andere Immundefekte mit Wachstumsstörungen (Schimke Dysplasie [307], Mulvihill-Smith Syndrom, Knorpel-Haar-Hypoplasie [306], Roifmann-Costa Syndrom, ICF-Syndrom [903])

Publikationen

Aktueller Fallbericht mit Übersicht Walenkamp et al. 2007 [35]

Immundefekte, bei denen der Antikörpermangel im Vordergrund steht [2xx]

3. Immundefekte, bei denen der Antikörpermangel im Vordergrund steht [2xx]

Primärer Immundefekt	PID Steckbrief
1. Starke Reduktion aller Imunglobulin-Isotypen	
a) X-chromosomale Agammaglobulinämie	[201]
b) μ-Schwerketten-Mangel	als Gruppe [202]
c) λ5-Mangel	als Gruppe [202]
d) Igα-Mangel	als Gruppe [202]
e) Igβ-Mangel	als Gruppe [202]
f) BLNK-Mangel	als Gruppe [202]
g) Good-Syndrom	[203]
h) Myelodysplasie	nein
2. Starke Reduktion von mindestens 2 Ig-Isotypen (IgG und IgA) B-Zellzahl variabel	
CVID*	als Gruppe [204]
a) ICOS-Mangel	als Gruppe [204]
b) CD19-Mangel	als Gruppe [204]
c) X-chromosomale lymphoproliferative Syndrome	Siehe Tab. 5.1, Punkt 3a [406]
3. Verminderung von IgG und IgA bei normalen oder erhöhtem IgM	
a) CD40-Ligand-Mangel	als Gruppe [205]
b) CD40 Mangel	als Gruppe [205]
c) AID-Mangel (Activation-induced Cytidin deaminase)	als Gruppe [205]
d) UNG-Mangel (Uracil-N-Glykosylase)	als Gruppe [205]
4. Isotyp- oder Leichtkettenmangel mit normalen B-Zellen	
a) Deletion schwerer Immunglobulinketten	[206]
b) κ-Ketten-Defekt	[207]
c) IgG-Subklassendefekte	als Gruppe [208]
d) IgA- plus IgG-Subklassenmangel	als Gruppe [208]
e) Selektiver IgA-Mangel	[209]
5. Antikörpermangel mit normalen Immunglobulinen und B-Zellen	nein
6. Transitorische Hypogammaglobulinämie des Säuglings/Kleinkindes	[210]
Weitere, bislang nicht in der IUIS Klassifikation aufgeführte Defekte [9xx], bei denen der Antikörpermangel im Vordergrund steht	
Primärer Immundefekt	**PID Steckbrief**
Selektiver Mangel an Polysaccharid-Antikörpern	[901]

Tab. 3.1: IUIS Klassifikation[1]: Immundefekte, bei denen der Antikörpermangel im Vordergrund steht [2xx].

3.1. [201] X-chromosomale Agammaglobulinämie

Synonym

XLA, Morbus Bruton

Führende Krankheitszeichen

Rezidivierende bakterielle Infektionen im Alter von circa einem Jahr.

Pathogenese

Reifungsstopp der B-Lymphozyten auf der Stufe der Prä-B-Lymphozyten mit daraus resultierender erniedrigter Prä-B-Zell Expansion und gestörter B-Zell Reifung.

Ätiologie

Genetischer Defekt: Mutation in *Btk*-Gen (Bruton Tyrosin Kinase)

Erbgang: X-chromosomal (Position Xq21.3-22)

Klinik

Rezidivierende Infektionen der oberen und unteren Luftwege mit Otitis media, Sinusitis, Bronchitis und Pneumonie. Unerkannt frühzeitige Ausbildung von Bronchiektasen. Typische Leitkeime sind *Streptokokkus pneumoniae, Haemophilus influenza, Staphylokokkus aureus* und *Pseudomonas spezies*, dabei können sich durch septische Streuung schwere Infektionen wie Sepsis, Arthritiden, Meningitis, Osteomyelitis entwickeln. Gastrointestinal sind Infektionen mit Giardia lamblia beschrieben. Schwere ZNS-Infektionen nach enteralen Virusinfektionen mit Echoviren, Coxsackieviren und Polioviren, obwohl die Abwehrlage gegenüber viralen Infektionen nicht massiv gestört ist. Fehlende Tonsillen, Adenoide und Lymphknoten.

Krankheitsbeginn

Beginn der Infektionsneigung zwischen 4. und 12. Lebensmonat, wenn der immunologische Nestschutz durch mütterliche diaplazentar übertragene Antikörper nicht mehr wirksam ist. Ein weiterer kleiner Anteil (circa 20 %) der Patienten wird jedoch erst im Alter von 3-5 Jahren klinisch auffällig.

Diagnostik

Labor: Erniedrigte Serumspiegel aller Immunglobulinklassen, z. B. Serumspiegel für IgG in der Regel < 100 mg/dl. Lymphozytensubpopulation mit B-Zell Anteil < 2 % ($CD19^+$ oder $CD20^+$), zugleich Fehlen von B-Zellen und Plasmazellen in lymphatischen Geweben. 10-25 % der XLA-Patienten zeigen unbehandelt zusätzlich eine Neutropenie. Diagnosesicherung erfolgt über Mutationsanalyse im *Btk*-Gen.

Therapie

Substitutionstherapie mit Immunglobulinen mit angestrebten Serum IgG-Talspiegel vor nächster Substitution > 700 mg/dl, bei Vorliegen einer disseminierten Enterovirusinfektion sollte der IgG-Spiegel bei 1000 mg/dl liegen. Impfungen sind vom Prinzip her nicht wirkungsvoll, Lebendimpfstoffe sogar kontraindiziert; jedoch immer auch Abwägung von Risiko-/Nutzeneffekt.

Prognose

Trotz Immunglobulintherapie zeigen Patienten mit XLA ein höheres Risiko für chronische Lungenveränderungen und chronische Sinusitis. Malignomrisiko generell nicht erhöht, dennoch Risikoerhöhung für Kolonkarzinome und Adenokarzinome des Magens beschrieben[37].

Differentialdiagnose

Wachstumshormonmangel mit Agammaglobulinämie, Autosomal rezessive Agammaglobulinämie [202]

Publikationen

Übersichtsarbeit für späte Diagnose Sigmon et al. 2008 [38]

3.2. [202] Autosomal rezessive Agammaglobulinämie

Synonym

Agammaglobulinämie mit Mutationen entlang der B-Zell Differenzierung unabhängig vom *Btk*-Gen

Führende Krankheitszeichen

Verlaufsform wie bei der X-chromosomalen Agammaglobulinämie mit autosomal rezessiver Vererbung, schwerer klinischer Phänotyp bei Mutation des µ-Schwereketten Gens.

Pathogenese

Die rezessiven Mutationen, die zu einem Funktionsverlust der Prä-B-Zellentwicklung führen (Reifungsstop), kodieren für Einzelbestandteile des Prä-B-Zellrezeptorkomplexes.

Ätiologie

Genetischer Defekt: verschiedene Defekt bekannt: Mutation bei *μ-Schwerkette, λ5, Igα* bzw. *Igβ, BLNK*. Bei circa der Hälfte der Patienten noch ungeklärt.

Erbgang: autosomal-rezessiv

Klinik

Gleicher Krankheitsphänotyp wie bei XLA [201] mit schweren Infektionen der Atemwege, Sepsis, Meningitis und Osteomyelitis. Gegebenenfalls auffälligere Klinik bei der μ-Schwerkettenveränderung mit Entwicklung einer chronischen Meningoenzephalitis durch Enteroviren.

Krankheitsbeginn

Bereits mit 3 Monaten (früher als bei XLA)

Diagnostik:

Labor: ausgeprägte Hypogammaglobulinämie. Keine B-Zellen. evtl. Neutropenie

Therapie

Substitutionstherapie mit Immunglobulinen. Keine Polio-Lebendimpfung und kein Kontakt zu kürzlich Polio-lebendgeimpften Personen.

Prognose

Schwerere Verlaufsform als bei X-chromosomaler Agammaglobulinämie

Differentialdiagnose

Wachstumshormonmangel mit Agammaglobulinämie, XLA [201]

Publikationen

Übersichtsarbeiten Conley 2002 [39], Gendefekte: Ferrari et al. 2007 [40]

3.3. [203] Good-Syndrom

Synonym

Immunodeficiency with thymoma

Führende Krankheitszeichen

Hypogammaglobulinämie und niedrige B-Zellzahl im Erwachsenenalter; Thymom

Pathogenese

Unbekannt

Ätiologie

Genetischer Defekt: unbekannt.

Erbgang: sporadisch

Klinik

Schwere, rezidivierende bakterielle Infektionen, vor allem des oberen und unteren Respirationstraktes. Bronchiektasen. Häufig Diarrhoe. Bakterielle Infektionen der Haut und des Urogenitaltraktes. Im Gegensatz zu XLA und CVID auch gehäuft Infektionen, die bei zellulären Immundefekten auftreten, wie CMV Colitis und Retinitis, mukokutane Candida-Infektionen, weitere opportunistische Infektionen. Gelegentlich Thymomverursachte Symptome wie Husten, Heiserkeit, Dyspnoe, Brustschmerzen, Dysphagie, evtl. Horner Syndrom, obere Einflussstauung (V. cava superior Syndrom), meist radiologischer Zufallsbefund. Gehäuft Autoimmunphänomene wie Myasthenia gravis, aplastische, hämolytische oder perniziöse Anämie, idiopathische Thrombozytopenie oder Diabetes mellitus[41]

Krankheitsbeginn

Erwachsenenalter (Erstsymptome 29-75 Jahre), Erstdiagnose meist > 40 Lebensjahr, selten bereits in Kindern.

Diagnostik

Labor: ausgeprägte Hypogammaglobulinämie. Häufig Anämie bei 50 % der Patienten, Thrombozytopenie (20 %), Neutropenie (18 %), schwere B-Zelllymphopenie (87 %), CD4+ T-Zell Lymphopenie.

Therapie

Resektion des Thymoms. Substitutionstherapie mit Immunglobulinen.

Prognose

Schlechter als bei XLA oder CVID. Höhere Mortalität (Überlebensrate 5 Jahre: 70 %, 10 Jahre: 33 %), bedingt durch Infektionen, Autoimmunerkrankungen und hämatologische Veränderungen.

Differentialdiagnose

Andere Formen der Hypogammaglobulinämie [201, 202, 204], Lymphome bei nicht gesichertem Thymom.

Publikationen

Übersichtsarbeiten Tarr 2001 et al. [42], Agarwal et al. 2007 [43]

3.4. [204] CVID

Definition

Heterogenes primäres Antikörpermangelsyndrom unklarer Genese mit Reduktion von mindestens zwei Antikörperklassen, reduziertem Impfansprechen und Ausschluss anderer Ursachen.

Synonym

Common variable immunodeficiency syndrom. Variables Immundefektsyndrom.

Führende Krankheitszeichen

Rezidivierende, bakterielle, respiratorische Infektionen sowie häufig Immundysregulation.

Pathogenese

Meist Störung der späten B-Zell Differenzierung unterschiedlicher Genese

Ätiologie

Genetischer Defekt: (nur bei ca. 8 % der CVID Patienten bekannt): *ICOS, TNFRSF13B* (*TACI*, Einzelfälle), CD19 [44]

Erbgang: verschieden, ICOS autosom-rez., ca. 80 % sporadisch

Klinik

Variables klinisches Bild[44-47]. Leitsymptom: Rezidivierende bakterielle Infektionen der oberen und unteren Atemwege, sowie des Gastrointestinaltraktes (einschließlich Lambliasis), bei Untergruppe auch Infektionen mit Erregern, die auf einen zusätzlichen zellulären Defekt hinweisen (v.a. Viren). Meningoenzephalitis durch Enteroviren möglich; Lymphoproliferation (Splenomegalie, Lymphadenopathie, gastrointestinal: noduläre lymphatische Hyperplasie). **Autoimmunphänomene** z.B. hämolytische Anämie, Autoimmun-Thrombozytopenie, seltener Neutropenie. Thyroiditis, autoimmune atrophe Gastritis, Vitiligo, Arthritis (cave *Mycoplasmen*), chronisch-entzündliche Darmerkrankung, Malabsorption mit Gedeihstörung bzw. Gewichtsverlust. **Granulome** (ähnlich der Sarkoidose) mit multipler Organbeteiligung möglich[48]. Erhöhte Inzidenz von Malignomen (Lymphome, Magen-Ca). Hinweise auf mögliche erhöhte Radiosensitivität in Untergruppe[49, 50].

Krankheitsbeginn

Variabel: meist zweite bis dritte Lebensdekade, aber auch Kinder und ältere Erwachsene (cave: sekundärer Antikörpermangel).

Diagnostik

Labor: Hypogammaglobulinämie von mindestens zwei Immunglobulin-Klassen (IgG, IgA, IgM) an zwei verschiedenen Zeitpunkten, reduzierte Antikörpertiter gegen Impfantigen (Boosterimpfung zum Nachweis gegebenenfalls empfohlen[51]). B-Zellphänotypisierung zur Klassifikation[52]. Urin-Status, Albumin zum Ausschluss Eiweißverlust. Erregernachweis. Verlaufskontrolle des IgG Spiegels unter Substitution.

Sonstige: Lungenfunktion (Verlaufskontrolle), Sono Abdomen: Kontrolle Lymphknoten, Milz. Abhängig von Indikation: CT Thorax (V.a. auf Bronchiektasen, Granulome, interstitielle Lungenerkrankung, Lymphom), Gastro-/Koloskopie (V.a. MALT Lymphom, Magen-Ca, entzündliche gastrointestinale Beteiligung etc.), Knochenmarkspunktion (V.a. Lymphom), HNO (V.a. Sinusitis)

Therapie

Immunglobulinsubstitution. Bei Infektionen antimikrobielle Therapie. Bei Autoimmunphänomenen evtl. immunsuppressive Behandlung. Regelmäßige Überwachung bezüglich der Lungenfunktion, Entwicklung von Autoimmunerkrankungen oder Malignome.

Prognose

Frühzeitige Diagnosestellung und Behandlung reduziert Risiko für Organschäden durch Infektionen (z.B. Bronchiektasen). Erhöhtes Risiko für Lymphome, Karzinome vor allem des Magens [37, 49, 53].

Differentialdiagnose

Sekundärer IgG Mangel: Maligne Grunderkrankung, vor allem Lymphome. Entero- oder Nephropathie mit Proteinverlust. Medikamentös-bedingt. Selten genetisch definierte Antikörpermangelsyndrome (XLP [405], Hyper-IgM Syndrome [205], XLA [201] autosomal-rez. Hypogammaglobulinämien [202]), Sarkoidose

Publikationen

Übersichtsartikel zahlreiche, u.a. Park et al. 2008 [44]

3.5. [205] Hyper-IgM Syndrome

Synonym

HIGM, heterogene Gruppe an Gendefekten des Immunglobulinklassenwechsel oder der somatischen Hypermutation. Klassifizierte Subtypen sind: CD40-Ligand Defekt (Syn.: HIGM 1 oder XHIGM); Activation-induced Cytidine-Deaminase Defekt (Syn.: HIGM 2, AID-Mangel); CD40 Defekt (Syn.: HIGM 3, CD154-Defekt); unter HIGM4 werden mehrere Defekte zusammengefasst: NEMO-Defekte[54], Uracil-DNA-Glykosylasemangel (UNG) und PMS2-Defekte. Der umstrittenen Nummerierung ist die Bezeichnung des ursächlichen Gendefektes vorzuziehen.

Führende Krankheitszeichen

Bei CD40L- und CD40-Defekten: Infektionen mit opportunistischen Infektionserregern wie *Pneumocystis jiroveci* und *Kryptosporidien.* Bei AID- und UNG-Defekten: keine opportunistischen Infektionen, jedoch rezidivierende bakterielle Infektionen sowie große Tonsillen und Lymphknoten. Bei NEMO-Defekt: ektodermale Dysplasie und Anfälligkeit gegenüber Mykobakterien (siehe [907]).

Pathogenese

Defekte in der B-Zelle und T-Zell Aktivierung. Hierdurch wird die Bereitstellung von hochaffinen Antikörpern der Klassen IgG, IgA, IgE durch B-Zellen durch Defekte im Immunglobulin-Klassenwechsel (Switch) und der somatischer Hypermutation gestört. Mutationen in *CD40L* und *CD40* weisen einen Defekt im B-Zell CD40 Signalling, die übrigen HIGM-Syndrome einen intrinsischen Defekt des Immunglobulin-Klassenwechsels auf.

Ätiologie

Genetischer Defekt: diverse: *CD40, CD40L, NEMO, AID, UNG, PMS2* [55-57]

Erbgang: X-chromosomal: *CD40 Ligand* Defekt; *NEMO*-Defekt;

autosomal-rezessiv: *CD40-, AID-, UNG-, PMS2-*Defekte

Klinik

Rezidivierende bakterielle Atemwegserkrankungen aber auch Sepsis oder Durchfälle, zusätzlich orale und rektale Ulzerationen[58]. Infektionen mit *Pneumocystis jiroveci* oder anderen opportunistischen Erregern, wie *Kryptosporidien* mit der Entwicklung einer sklerosierender Cholangitis (chronische Kryptosporidieninfektion) bei CD40- und CD40L-Defekten. Zusätzlich Autoimmunerkrankungen wie hämolytische Anämie, Thrombozytopenie, Neutropenie sowie Arthritiden, Diabetes mellitus, Hepatitis, evtl. SLE-ähnliches Krankheitsbild[59, 60]. Die intrinsischen Defekte des Immunglobulin-Klassenwechsels wie AID- und UNG-Defekte zeigen keine Disposition für opportunistische Infektionen, jedoch Zeichen lymphoider Hyperplasie. NEMO Defekte [907] fallen unter anderem durch eine Anfälligkeit gegenüber mykobakteriellen Infektionen auf.

Krankheitsbeginn

Meist erstes Lebensjahr

Diagnostik

Labor: erhöhte oder normale IgM Spiegel, bei erniedrigten/fehlenden Spiegel von IgG, IgA und IgE. Reduktion oder Fehlen von klassengewechselten Gedächtnis-B-Zellen. Gegebenenfalls Vorliegen einer Anämie, Thrombozytopenie und Neutropenie. Erfassung der Defekte bei CD40L bzw. CD40-Defekt per FACSScan. Nachweis des Gen-Defekts.

Therapie

Substitution von Immunglobulinen. Bei gravierender Neutropenie G-CSF. Bei schweren Autoimmunphänomenen Immunsuppression. Bei Leberzirrhose evtl. Lebertransplantation notwendig. Bei CD40L- und CD40-Defekten Prophylaxe von *Pneumocystis jiroveci*-Pneumonie mit Trimethoprim-Sulfamethoxazol.

Prognose

Vereinzelt erhöhtes Malignomrisiko (außer bei HIGM 2), insbesondere für Hodgkin und Non-Hodgkin Lymphome, Pankreas-, Leber- und Gallengangskarzinome

Differentialdiagnose

CVID [204], Ataxia teleangiectatica [302]

Publikationen

Übersichtsartikel Ochs 2008 [61], Péron et al. 2008 [57]

3.6. [206] Deletion schwerer Immunglobulinketten

Synonym
IgH constant region deletion

Führende Krankheitszeichen
Häufig asymptomatisch

Pathogenese
Deletion von Genen auf Chromosom 14q32, welche für die konstante Region von Immunglobulinen und Immunglobulinsubklassen von IgG, IgA, IgE kodieren.

Ätiologie
Genetischer Defekt: Deletion verschiedener Gene für konstante Region der Immunglobuline

Erbgang: autosomal-rezessiv

Klinik
Häufig asymtomatisch[62], hohe IgG3 Spiegel, auch gegen Protein-Antigen von Pneumokokken in einem Patienten mit Fehlen von IgG1 und IgG2 (anti-Polysaccharid-Antikörper). IgG4 und IgA1 könnte für nahezu unauffällige Klinik (bis auf gehäufte Sinusitiden) verantwortlich sein[63].

Krankheitsbeginn
Häufig asymptomatisch

Diagnostik
Labor: Abwesenheit einer oder mehrerer Subklassen von IgG, IgA, sowie eventuell von IgE. Spezifische Antikörperbildung normal oder erniedrigt.

Therapie
Bei asymptomatischen Patienten keine Therapie notwendig

Prognose
Gut

Differentialdiagnose
IgG-Subklassendefekte [208], CVID [204], Agammaglobulinämie [201, 202]

Publikationen
Keine aktuelle Übersichtsarbeit

3.7. [207] κ-Ketten Defekt

Synonym
Keine

Führende Krankheitszeichen
Asymptomatisch

Pathogenese
Mutation in κ-Leichtketten Gen führt dazu, dass Immunglobuline ausschließlich λ-Leichtketten enthalten

Ätiologie
Genetischer Defekt: Mutation im konstanten Teil der κ-Leichtkette

Erbgang: autosomal-rezessiv

Klinik
Respiratorische und gastrointestinale Infektionen, in Verbindung mit IgA Mangel[64, 65] evtl. auch asymptomatisch[1]

Krankheitsbeginn
Wenn symptomatisch: Kindesalter

Diagnostik
Labor: Bestimmung der κ- und λ-Leichtketten

Therapie
Bei asymptomatischen Patienten: keine

Prognose
Gut

Differentialdiagnose
IgG-Subklassendefekte [208], CVID [204], Agammaglobulinämie [201, 202]

Publikationen
Keine aktuelle Übersichtsarbeit

3.8. [208] IgG Subklassendefekt (mit/ohne IgA Mangel)

Synonym
IgG subclass deficiency

Führende Krankheitszeichen
Infektionen des Respirations- und Gastrointestinaltraktes

Pathogenese
Ungeklärt.

Ätiologie
Genetischer Defekt: unbekannt, selten Deletion im Gen der schweren Kette

Erbgang: variabel

Klinik

Oft asymptomatisch, teils rezidivierende Infektionen des Respirations- und Gastrointestinaltraktes. Asthma[66]. Selektiver IgG1 Mangel auch mit schwereren Infektionen. Bei IgG2 Subklassendefekt: rezidivierende Infektionen mit bekapselten Bakterien (*H. influenza, S. pneumoniae, N. meningitidis*). Schwerwiegende Infektionen wie Sepsis, Meningitis oder Pneumonie selten. Verstärkte Assoziation mit Asthma und chronisch obstruktiver Lungenerkrankung. Bei IgG3 Subklassendefekt rezidivierende virale Infektionen der oberen Luftwege möglich[67].

Krankheitsbeginn

Variabel, sowohl Kindesalter als auch Erwachsenenalter. Cave: Subklassen vor dem 12. Lebensmonat durch mütterlich übertragene Immunglobuline nicht beurteilbar. Zusätzlich große Bandbreite der "Normwerte" für Subklassenbestimmung bei kleinen Kindern; daher Verlaufskontrollen in 6-12 monatigen Abständen oder sofort bei Infektionshäufung empfohlen.

Diagnostik

Labor: Bestimmung der IgG-Subklassen sinnvoll bei normalem bis subnormalem IgG Serumspiegel, wenn Klinik für humoralen Immundefekt spricht. Cave bei der Interpretation erniedrigter Einzelklassen: große Streubreite der altersabhängigen Normwerte für Subklassen, bei Säuglingen sind niedrige IgG2 und IgG4 Spiegel physiologisch. IgG4 erniedrigt bei bis zu 40 % der Bevölkerung ohne Infektionsneigung. Bei IgG1 Subklassendefekt auch erniedrigte gesamt IgG Spiegel möglich. Spezifische Antikörperbestimmung auch nach Boosterimpfung (wie Anti-Pneumokokkenpolysaccharid und Tetanus) zur Einschätzung des Immundefektes dringend empfohlen. Assoziation mit IgA-Mangel oder Entwicklung von CVID möglich, daher Bestimmung von IgG, IgA, IgM und IgG-Subklassen auch im Verlauf sinnvoll.

Therapie

Bei asymptomatischen oder leichten Verläufen keine Dauertherapie aber bei Infektionen frühzeitig Antibiotika. Impfung (mit konjugiertem Impfstoff). Bei gehäuften Infektionen und IgG1 und/oder IgG2 Mangel Immunglobulinsubstitution empfohlen. Bei schweren Verlaufsformen von IgG3 Mangel und häufigen, antibiotikapflichtigen Infektionen der unteren Atemwege probatische Gabe von Immunglobulinen für 6 Monate (zum Teil gute Ergebnisse mit Immunglobulinsubstitution beschrieben)[68]. Individuelle Therapieentscheidung abhängig von pulmonaler Begleiterkrankung.

Prognose

Besonders bei symptomatischen Erwachsenen Entwicklung zu CVID [204] möglich[67]. Bei Kindern spontane Normalisierung der Spiegel bis zum Alter von 10 Jahren möglich[67, 69].

Differentialdiagnose

Transitorische Hypogammaglobulinämie des Säuglings/Kleinkinds [210], Übergang in CVID [204] möglich.

Publikationen

Übersichtsarbeit Stiehm 2008 [67]

3.9. [209] Selektiver IgA Mangel

Synonym

IgA Defizienz

Führende Krankheitszeichen

Variabel: meist asymptomatisch, teils erhöhte Infektionsanfälligkeit, Autoimmunerkrankungen, evtl. mit SLE ähnlichem Bild oder Allergien

Pathogenese

Unbekannt

Ätiologie

Genetischer Defekt: unbekannt, beschrieben für *TACI*-Defekte

Erbgang: sporadisch, teils familiäre Häufung mit CVID, autosomal-dominant oder autosomal rezessiv.

Klinik

Häufig asymptomatisch. Teilweise schlechte Immunantwort auf Polysaccharide (begleitender Mangel an IgG2). Teils rezidivierende Infektionen des Respirationstraktes. Gastrointestinale Symptome einschließlich Diarrhoe, Malabsorption, Zöliakie, noduläre lymphatische Hyperplasie mit Malabsorption und Diarrhoe. Erhöhtes Vorkommen von chronisch-entzündlichen Darmerkrankungen (Colitis ulcerosa, Morbus Crohn). Auto-immun-Thyroiditis, SLE, Vitiligo, rheumatoide Arthritis, Purpura Schönlein-Henoch, Diabetes mellitus, hämolytische Anämie, Thrombozytopenie[70].

■ **Krankheitsbeginn**

Meist asymptomatisch

■ **Diagnostik**

Labor deutlich erniedrigte (< 0,05 g/l) oder nicht nachweisbare IgA Spiegel bei Patienten > 4 Jahre. Meist fehlender Nachweis von sekretorischem IgA. Normale IgG Spiegel, intakte Impfantwort. Weitere Diagnostik abhängig von Klinik.

■ **Therapie**

Keine Indikation zur Immunglobulinsubstitution außer bei Kombination mit IgG Subklassendefekten [208] und rezidivierenden respiratorischen Infektionen. Behandlung begleitender Erkrankungen folgt üblichen Therapieprinzipien.

■ **Prognose**

Entwicklung zu CVID in einer Publikation beschrieben[71].

■ **Differentialdiagnose**

Abhängig von Klinik, Subklassenmangel [208]

■ **Publikationen**

Übersichtsarbeit Latiff et al. 2007 [72], Stiehm 2008 [67]

3.10. [210] Transitorische Hypogammaglobulinämie des Säuglings/Kleinkinds

■ **Synonym**

Transient hypogammaglobulinaemia of infancy, THI

■ **Führende Krankheitszeichen**

THI-Subtyp I mit meist asymptomatischer Klinik, THI-Subtyp II mit klinisch auffälliger Verlaufsform mit schweren Infektionen, zumeist Infektionen der oberen Luftwege im Säuglings-/Kleinkindalter.

■ **Pathogenese**

Bislang unbekannt; Hypothesen: prä-/peri-/postnatale Infektionen/Stress, T-Helferzellendifferenzierungsdefekt oder gestörtes Zytokinmuster

■ **Ätiologie**

Genetischer Defekt: bisher unbekannt

Erbgang: unbekannt, männliches Geschlecht häufiger betroffen

■ **Klinik**

Meist asymptomatisch wie bei THI-Subtyp I, bei THI-Subtyp II meist Otitis, Sinusitis, Bronchitis und gelegentlich auch Pneumonie. Zusätzlich auch atopische Manifestationen bekannt, wie Ekzembildung und Vorliegen von Nahrungsmittelunverträglichkeiten.

■ **Krankheitsbeginn**

Vereinzelt in den ersten Lebenswochen; 25 % vor dem 6. Lebensmonat symptomatisch (früher als bei XLA [201])

■ **Diagnostik**

Labor: ausgeprägte Hypogammaglobulinämie mit IgG < 200 mg/dl, bei normal verteilter Lymphozytenpopulation. Die Antikörperantwort auf Impfungen ist adäquat. Wichtig bleiben Verlaufskontrollen der Immunglobulinspiegel im Zeitintervall von 6-12 Monaten. Bei Nachweis von IgG-Serumspiegeln von < 100 mg/dl muss von einem dauerhaften Immundefekt ausgegangen werden.

■ **Therapie**

Bei unzureichenden Serumspiegel von Impfantikörpern Boosterimpfung. THI-Subtyp I: ohne klinische Symptome keine Therapie nötig. THI-Subtyp II: bei bakteriellen Infektionen entsprechende frühzeitige Antibiotikatherapie, Antibiotikadauerprophylaxe und ggf. temporäre Immunglobulinsubstitution[67].

■ **Prognose**

Genesung aller betroffenen Patienten meist bis zu einem Alter von 2 Jahren, in seltenen Fällen bis zu 5 Jahren.

■ **Differentialdiagnose**

Andere Immundefekte mit Antikörpermangel [201, 202]

■ **Publikationen**

Übersichtsarbeit Stiehm 2008 [67]

3.11. [901] Selektiver Mangel an Polysaccharid-Antikörpern

■ **Synonym**

Impaired polysaccharide responsiveness, selektive PS-antibody deficiency (SPAD)

■ **Führende Krankheitszeichen**

Rezidivierende Infektionen der Luftwege.

Pathogenese

Unbekannt. Unfähigkeit, Antikörper gegen Polysaccharide zu bilden.

Ätiologie

Genetischer Defekt: unbekannt

Erbgang: unbekannt

Klinik

Ähnlich dem klinischen Bild bei CVID oder IgG Subklassendefekten: Rezidivierende Otitiden, Sinusitiden und Pneumonien, sowie rezidivierende Septikämien mit bekapselten Erregern, insbesondere Pneumokokken.

Krankheitsbeginn

Variabel, sowohl Kinder als auch Erwachsene. Bis zum Alter von 2 Jahren ist eine verminderte Immunantwort auf Polysaccharide physiologisch.

Diagnostik

Kontrolle der Impfantwort auf Polysaccharid-Vakzine mit z.B. Pneumovax (unkonjugierter Impfstoff). In Kindern unter 2 Jahren ist eine fehlende Immunantwort auf T-Zell-unabhängige Polysaccharid-Antigene physiologisch.

Labor: Normale Immunglobulinspiegel, Kombination mit IgG Subklassendefekt möglich. Fehlende Antwort auf Polysaccharidimpfstoff. Normale Zahl an zirkulierenden B-Zellen und T-Zellen. Verlaufskontrolle Gesamt IgG (CAVE: Übergang in CVID).

Therapie

Verwendung von konjugierten Impfstoffen (Pneumokokken, Meningokokken), Grippeimpfung. Bei Infektionen frühzeitig Antibiotika, gute Lokaltherapie. Immunglobulinsubstitution bei deutlicher Infektionsneigung. Regelmäßige Kontrollen, um Fortschreiten der Immundefizienz zeitnah zu erkennen.

Prognose

Fortschreiten der Erkrankung zu CVID möglich, sonst gute Prognose. Bei Kindern im Alter von 2-6 Jahren spontane Normalisierung möglich.

Differentialdiagnose

Fehlen/schwere Reduktion einer Pneumokokken Polysaccharid Antwort auch bei Asplenie und IRAK4 Defekt [602], IgG Subklassendefekt [208], anhidrotische Ektodermaldysplasie mit Immundefekt [601], Wiskott-Aldrich Syndrom [301], Ataxia teleangiectatica [302] oder DiGeorge Syndrom [305][67], hier meist in Kombination mit weiteren Symptomen.

Publikationen

Übersichtsarbeit Stiehm 2008 [67]

Andere gut definierte Immundefekt-Syndrome [3xx]

4. Andere gut definierte Immundefekt-Syndrome [3xx]

Primärer Immundefekt	PID Steckbrief
1. Wiskott-Aldrich Syndrom	[301]
2. DNA-Reparatur-Defekte	
a) Ataxia teleangiectatica (Louis-Bar-Syndrom)	[302]
b) Ataxia ähnliches Syndrom	Nein, erwähnt unter Punkt 2a [302]
c) Nijmegen Chromosomeninstabilitäts-Syndrom	[303]
d) Bloom Syndrom	[304]
3. Thymusdefekte: DiGeorge-Syndrom	[305]
4. Immunoossäre Dysplasien	
a) Knorpel-Haar Hypoplasie	[306]
b) Schimke Dysplasie	[307]
5. Hyper-IgE Syndrome	
a) Hiob-Syndrom	als Gruppe a-c [308]
b) AR HIES mit mykobakteriellen und viralen Infektionen	als Gruppe a-c [308]
c) AR HIES mit Virusinfektionen und ZNS-Vaskulitis/Blutung	als Gruppe a-c [308]
6. Chronisch-mukokutane Candidiasis	[309]
7. Immundefekt mit venookklusiver Erkrankung der Leber	[310]
8. Høyeraal-Hreidarsson-Syndrom	[311]
Weitere, bislang nicht in der IUIS Klassifikation aufgeführte, gut definierte Immundefekte [9xx]	
Primärer Immundefekt	PID Steckbrief
Comèl-Netherton Syndrom	[902]
ICF-Syndrom	[903]

Tab. 4.1: IUIS Klassifikation[1]: Andere gut definierte Immundefekt-Syndrome [3xx].

4.1. [301] Wiskott-Aldrich Syndrom

Führende Krankheitszeichen

Klassische Symptomtrias von Thrombozytopenie, chronischem Ekzem und rezidivierenden, teils opportunistischen Infektionen.

Pathogenese

Defekt in der Kontrolle des Aktin-Zytoskeletts führt zur Störung in der lymphozytären Signalverarbeitung. Dadurch bedingte schwere Funktionsstörung von T-Lymphozyten, Differenzierungsstörung der B-Zellen sowie der Thrombozyten aus Megakaryozyten. Die anormalen Thrombozyten werden vermehrt in der Milz abgebaut.

Ätiologie

Genetischer Defekt: Mutation im *WASP* Gen (Wiskott-Aldrich Syndrom Protein)

Erbgang: X-chromosomal rezessiv (kurzer Arm, Xp11.22)

Klinik

Ausgeprägte Thrombozytopenie schon bei Geburt. Schwere Infektionen mit bekapselten Erregern (*H. influenzae, S. pneumoniae, N. meningitidis*) oder *Pneumocystis jiroveci.* Häufig sind Infektionen des Respirationstraktes: Otitis media, Pneumonien sowie Septikämien und Meningitiden. Im späteren Lebensalter virale Infektionen, insbesondere rezidivierende Herpes simplex Infektionen und schwere Varizellen-Verläufe. Autoimmunphänomene[73] wie hämolytische Anämie, Neutropenie, Arthritiden, Vaskulitiden (u.a. Haut, ZNS), chronisch-entzündliche Darmerkrankung und Glomerulonephritiden, IgA Nephropathie, Exanthem, schwere atopische Dermatitis. Erhöhte Inzidenz maligner Tumoren, insbesondere Non-Hodgkin Lymphome.

Leichte Verlaufsform: X-chromosomal vererbte Thrombozytopenie (XLT)

Krankheitsbeginn

Thrombozytopenie und Blutungen schon bei Geburt möglich. Ekzem ab Geburt oder in ersten Lebensmonaten. Infektanfälligkeit ab 6. Lebensmonat. Autoimmunerkrankungen innerhalb der ersten fünf Lebensjahre.

Diagnostik

Labor: Thrombozytopenie. Mikrothrombozyten. Lymphozytenzahl evtl. normal oder Lymphopenie. Eosinophilie. Evtl. Anämie, Neutropenie. Immunglobulinspiegel variabel, IgA und IgE erhöht[74]. Kaum Isohämagglutinine und andere Polysaccharid-Antikörper. Mutationsnachweis im *WASP*-Gen.

Therapie

Bei früh manifester schwerer Symptomatik frühzeitige allogene Stammzelltransplantation, möglichst vor Auftreten von Autoimmunphänomenen oder Besiedlung durch opportunistische Erreger. Zur Infektions-Prophylaxe Immunglobulinsubstitution, ggf. antibiotische Prophylaxe (*Pneumocystis jiroveci*), Aciclovir (*Herpes simplex*). Behandlung des Ekzems mit steroidhaltigen Cremes oder systemisch. Bei lebensbedrohlichen Blutungen Thrombozytenkonzentrate, sonst evtl. kurzfristige Gabe hochdosierter Immunglobuline. Evtl. Splenektomie. Frühestmögliche Impfung gegen bekapselte Bakterien (*H. influenza, S. pneumoniae, N. meningitidis*). Behandlung der Autoimmunphänomene mit Steroiden, hochdosierte Immunglobuline oder Immunsuppressiva.

Prognose

Schlecht. Überleben (Median) 20 Jahre[74] (Prognose besser, wenn WAS-Protein noch exprimiert wird). Todesursache primär Infektionen, Blutungen, Malignome. Erhöhtes Risiko für Entwicklung von hochmalignen Non-Hodgkin Lymphomen. Astrozytomen, Kaposi-Sarkom, Tumoren der weichen Muskulatur[37].

Differentialdiagnose

Bei leichter Verlaufsform: idiopathische Thrombozytopenie, X-chromosomale Thrombozytopenie

Publikationen

Übersichtsarbeit Ochs et al. 2009 [74], Notarangelo et al. 2008 [75], Bosticardo et al. 2009 [76]

4.2. [302] Ataxia teleangiectatica

Synonym

Louis Bar Syndrom

Führende Krankheitszeichen

Progrediente zerebelläre Ataxie, okulokutane Teleangiektasien, rekurrierende bronchopulmonale und andere Infektionen, oft Malignomentwicklung.

Pathogenese

Defekt eines für Signalübertragung von der Zellmembran zum Zellkern, der meiotischen Rekombination und Zell-Zyklus-Kontrolle notwendigen Enzyms. Dadurch bedingte Funktionsstörung der DNA Reparatur, welche zu Reifungs- und Differenzierungsstörungen von T-und B-Zellen führt. Defekte der zellulären und humoralen Immunität. Geringere Immunologische Störungen bei Mutationen, welche eine Restaktivität des Enzyms ermöglichen[77]. DNA Schädigung führt darüber hinaus zum Zelltod, unter anderem zum Untergang von Purkinje-Zellen.

Ätiologie

Genetischer Defekt: Mutation im *ATM*-Gen

Erbgang: autosomal-rezessiv

Klinik

Zerebelläre Ataxie wird zu Beginn häufig verkannt ("ungeschickt"), evtl. weitere ZNS Störungen (extrapyramidale Symptome, zerebelläre Dysarthrie, geistige Retardierung). Entwicklung von Teleangiektasien an Konjunktiven und lichtexponierten Hautarealen (Ohren, Schulter, Hals, Arme), sowie Vitiligo, "*Café-au-lait*" Flecken, Sklerodermieähnliche Veränderungen, frühzeitige Depigmentierung der Haare. Häufige sinopulmonale Infektionen. Schwere bronchopulmonale bakterielle und virale Infektionen mit Entwicklung von Bronchiektasen. Endokrinologische Störungen wie gestörte Glukosetoleranz bis manifester Diabetes mellitus, verzögerte Pubertät. Gesteigerte Empfindlichkeit gegenüber ionisierenden Strahlen. Erhöhtes Malignomrisiko.

Krankheitsbeginn

Ataxie ab 2. Lebensjahr. Gehäufte Infektionen ab Kleinkindalter. Teleangiektasien ab 3.-5. Lebensjahr.

Diagnostik

Labor: IgM-Spiegel oft erhöht, IgG oft erniedrigt, IgA fehlt meist. Evtl. erniedrigte Gesamt-T-Zell-Zahl. Anämie, Thrombozytopenie. Evtl. Autoantikörper gegen Hirn- und Thymusgewebe. Erhöhung von α1-Fetoprotein und karzinoembryonalem Antigen. Nachweis einer Mutation im *ATM*-Gen

Therapie

Symptomatische Therapie: Antibiotika zur Therapie und Prophylaxe, Immunglobuline bei unzureichender Antikörperbildung. Bestrahlung von Blutkonserven.

Prognose

Eingeschränkte Lebenserwartung der schwer behinderten Patienten durch pulmonale Infektionen, Bronchiektasen und Malignome. Mittleres Überleben 15,6 Jahre (10-26 Jahre)[78]. Erhöhtes Risiko für Leukämien, Lymphome und Karzinome. Bei heterozygoten Frauen erhöhtes Mammakarzinom-Risiko.

Differentialdiagnose

Ataxia-like-Syndrom (Klinik ähnlich) (IUIS Klassifikation Tab. 5.1 Punkt 2b), Nijmegen Chromosomeninstabilitäts-Syndrom [303].

Publikationen

Übersichtsarbeit Lavin 2008 [79], Staples et al. 2008 [77], Defekte DNA Doppelstrangbruch-Reparatur: Gennery 2006 [20]

4.3. [303] Nijmegen Chromosomeninstabilitäts-Syndrom

Synonym

Nijmegen breakage syndrome

Führende Krankheitszeichen

Minderwuchs, Mikrozephalie mit mentaler Retardierung, rezidivierende Infektionen und "*Café-au-lait*" Flecken.

Pathogenese

Defektes Genprodukt ist Bestandteil eines DNA-Reparaturkomplexes, in Folge dessen erhöhte Chromosomenbrüchigkeit, insbesondere in Regionen der Gene für Immunglobuline.

Ätiologie

Genetischer Defekt: *NBS1*-Gen auf Chromosom 8q21.

Erbgang: autosomal-rezessiv

Klinik

Rezidivierende Infektionen des Respirationstraktes, der Haut und Nägel. Minderwuchs, faziale Dysmorphien (Mikro-, Retro- oder Agnathie, große Nase, tiefsitzende Ohren, Hypotelorismus), Mikrozephalie. Variables Ausmaß der mentalen Retardierung. Klinodaktylie des 5. Fingers, Hautveränderungen: Vitiligo, "*Café-au-lait*" Flecken, Sommersprossen. Harntraktfehlbildungen (Reflux, Hydronephrose).

Krankheitsbeginn

Vermehrte Infektionen ab Kleinkindalter.

Diagnostik

Labor: Verminderung von IgG, IgA und IgE Spiegel bei normalen IgM Spiegel. Lymphozytopenie. Keine spezifische Antikörperbildung auf Impfantigen.

Therapie

Knochenmarkstranplantation derzeit routinemäßig nicht empfohlen. Immunglobulinsubstitution bei Hypogammaglobulinämie, antiinfektiöse Dauerprophylaxe. Vermeiden von Strahlenbelastung (Röntgen, CT, Szintigraphie)

Prognose

Prognose beeinträchtigt durch erhöhtes Malignomrisiko: Hirntumore, Lymphome, Leukämie[37].

Differentialdiagnose

Fanconi-Anämie, Ataxia teleangiectatica [302]

Publikationen

Übersichtsarbeit Demuth et al. 2007 [80]. Defekte DNA Doppelstrangbruch-Reparatur: Gennery 2006 [20]

4.4. [304] Bloom Syndrom

Führende Krankheitszeichen

Wachstumsretardierung, Gesichtserythem, Teleangiektasien.

Pathogenese

Defekt in der Bloom-Helikase, welche zum Aufdrillen der DNA notwendig ist. Chromosomale Instabilität und erhöhte Radiosensitivität.

Ätiologie

Genetischer Defekt: *BLM*-Gen auf Chromosom 15q26.1

Erbgang: autosomal-rezessiv

Klinik

Hohe Variabilität des Immundefektes[81, 82]: isolierte Hypogammaglobulinämie bis kombinierter Immundefekt möglich, in der Regel jedoch kein schwerer Defekt. Virale und mykotische Infektionen und Gedeihstörung. Minderwuchs. Vogelkopfgesicht. Lichtempfindlichkeit mit Ausbildung von Teleangiektasien und "*Café-au-lait*" Flecken. Hohe Inzidenz von Malignomen[83]: Leukämien, Lymphome, Karzinome (Colon, Haut, Mamma)[84]. Hypogonadismus und Infertilität bei männlichen Patienten.

Krankheitsbeginn

Im Kindesalter. Leukämien/Lymphome in ersten beiden Lebensdekaden, Karzinome später.

Diagnostik

Bildgebend: in Zellkultur erhöhte Chromosomeninstabilität.

Labor: Hypogammaglobulinämie, alle Klassen betreffend. Evtl. mit zunehmendem Alter Normalisierung von IgG und IgA Spiegel.

Therapie

Bei symptomatischer Hypogammaglobulinämie Immunglobulinsubstitution.

Prognose

Relativ günstig, mit zunehmendem Alter Verbesserung der immunologischen Störungen mit Normalisierung von IgG und IgA Spiegel. Jedoch erhöhtes Risiko für Malignome: Leukämie, Lymphome.

Differentialdiagnose

Ataxia teleangiectatica [302]

Publikationen

Übersichtsarbeit Kaneko et al. 2004 [85]

4.5. [305] DiGeorge Syndrom

Synonym

Kongenitale Thymushypo-/-aplasie, gehört zur Gruppe der Chromosom 22q11.2 Deletions-Syndrome, wie auch Velo-Cardio-Fazialen Syndrome, Sphrintzen Syndrom[86].

Führende Krankheitszeichen

Hohe phänotypische Variabilität mit den Kardinalsymptomen Thymushypo-/-aplasie mit zellulärer Immundefizienz, Parathyreoideahypo-/-aplasie mit Hypoparathyreoidismus, Herz-/Gefäßmissbildung, Dysmorphie des Gesichts. Komplettes DiGeorge Syndrom selten, leichte Anomalien häufig. Wahrscheinlich einer der häufigsten Immundefekte.

Pathogenese

Fehlbildung, die insbesondere die 3.- 4. Schlundtasche und Kiemenbögen betrifft. Evtl. können auch 1., 2. und 5. Schlundtasche betroffen sein. Aus diesen entwickeln sich Lippen, Tonsillen, Ohren (1. und 2.), Thymus und Nebenschilddrüse (3. und 4.) sowie Pulmonalarterie (5.).

Ätiologie

Genetischer Defekt: Mikrodeletion auf Chromosom 22q11

Erbgang: in der Regel sporadisches Auftreten. Vereinzelte Hinweise auf autosomal-dominante, autosomal-rezessive und X-chromosomale Vererbungsmodi.

Klinik

Neonatale tetanische Krampfanfälle (Hypokalzämie). Komplikation auf Grund kardialer Fehlbildungen, seltener Fehlbildungen im Urogenitaltrakt, Gastrointestinaltrakt, Lunge und Zerebrum. In Abhängigkeit von Ausprägung des Immundefektes schwere, rezidivierende bakterielle, mykotische und virale Infektionen, Diarrhoe, Gedeihstörung. Pneumonien (*Pneumocystis jiroveci*). Gesichtdysmorphie mit tiefsitzenden, dysplastischen Ohren, Hypertelorismus, Mikrognathie, Gaumenspalte, kurzem Lippenphiltrum, Fischmund sowie antimongoloider Augenfalte. Psychomotorische Entwicklungsverzögerungen.

Krankheitsbeginn

Meist innerhalb der ersten Lebenstage/des ersten Lebensmonats.

Diagnostik

Bildgebend: Radiologisch/sonographisch: Aplasie/Hypoplasie des Thymus, Herz-/Gefäßmissbildungen.

Labor: Hypoparathyreoidismus: Kalzium erniedrigt, Phosphat erhöht, Parathormon erniedrigt/nicht nachweisbar. Verminderung reifer T-Zellen, bei Vorhandensein unreifer Vorläuferzellen. Meist normale Immunglobulinspiegel und B-Zellen, jedoch auch Phänotyp eines SCID möglich. Teils erhöhte IgE Spiegel.

Therapie

Bei schwerem Immundefekt: Knochenmarkstransplantation (Übertragung immunkompetenter, postthymischer Lymphozyten). Alternative Therapieverfahren bei uns nicht verfügbar. Bei Hypogammaglobulinämie Immunglobulinsubstitution. Evtl. Pneumocystis-Prophylaxe. Kalziumpräparate i.v., Vitamin D. Korrektur des Vitiums. Dabei: nur bestrahlte Blutkonserven!

Prognose

Schlecht. Bei kompletter DiGeorge Sequenz 80 % letal im ersten Lebensjahr. Bei Überleben und Restfunktion des Thymus normale Entwicklung möglich, abhängig vom Schweregrad des Vitiums und des Immundefektes.

Differentialdiagnose

Andere kongenitale Herzfehler, andere Ursachen für Hypoparathyroidismus, Dysmorphie bei Alkoholembryopathie, Trisomie 18, Trisomie 8q, chronisch-mukokutane Candidiasis [309]

Publikationen

Übersichtsarbeiten diverse: Sullivan 2008 [87], Shprintzen 2008 [88], Hay 2007 [86], Kobrynski et al. 2007 [89]

4.6. [306] Knorpel-Haar Hypoplasie

Synonym

Cartilage-hair hypoplasia, CHH, metaphyseal chondrodysplasia McKusick-type

Führende Krankheitszeichen

Dysproportionierter Minderwuchs; helles, spärliches Haar; erhöhte Infektionsanfälligkeit

Pathogenese

Bislang nicht vollständig geklärt, Genprodukt von *RMRP* ist ein RNAase Ribonukleoprotein, involviert unter anderem im Metabolismus von RNA Primern

Ätiologie

Genetischer Defekt: Mutation bei *RMRP* auf Chromosom 9p21-p12

Erbgang: autosomal-rezessiv

Klinik

Sehr variable Klinik. Variabler Immundefekt (bis SCID Phänotyp möglich), besondere Anfälligkeit für schwere Verläufe einer Varizelleninfektion, respiratorische Infektionen, Bronchiektasen. Dysproportionierter Minderwuchs (metaphyseale Chondrodysplasie) mit relativ zum Stamm kurzen Extremitäten. Kopf normal groß. Dysostosen: Sklerosen, zystische Veränderungen. Geringer Haarwuchs mit spärlichem, dünnem Haar. Anämie und Neutropenie. Malignome, Leukämien, Lymphome. Gastrointestinale Symptome: Malabsorption, Morbus Hirschsprung.

Krankheitsbeginn

Dysproportionaler Minderwuchs bereits bei Geburt

Diagnostik

Labor: cave: Laborergebnisse bezüglich T-Lymphozyten (Zahl, Funktion) teils nicht aussagekräftig. Diagnosestellung besser auf Grund des klinischen Bildes

Therapie

Knochenmarkstransplantation bei schwerem T-Zell Defekt, dies ist jedoch ohne Einfluss auf Minderwuchs. Immunglobulinsubstitution bei Immunglobulinmangel.

Prognose

Relativ günstig, trotz T-Zell Defekt Überleben bis zu 50 Jahren möglich. Jedoch erhöhtes Risiko für Malignome.

Differentialdiagnose

Achondroplasie (Wachstumsstörung), andere Immundefekte mit Wachstumsstörungen (STAT5b-

Defekt [111], Mulvihill-Smith Syndrom, Schimke Dysplasie [307], Roifmann-Costa Syndrom, ICF-Syndrom [903])

Publikationen

Übersichtsarbeit Notarangelo et al. 2008 [90], Übersicht Mutationen: Martin et al. 2007 [91].

4.7. [307] Schimke Dysplasie

Synonym

Schimke immuno-ossäre Dysplasie

Führende Krankheitszeichen

Minderwuchs, Nephropathie, Hautveränderungen

Pathogenese

Betroffenes Protein spielt eine Rolle bei der Replikation, Reparatur und Rekombination der DNA[92].

Ätiologie

Genetischer Defekt: Mutation bei *SMARCALI* (SWI/SNF2-related, matrix-associated, actin-dependent regulator of chromatin, subfamily alpha-like 1)

Erbgang: autosomal-rezessiv

Klinik

Bereits bei Geburt manifester dysproportionierter Minderwuchs (kurzer Nacken und Rumpf) mit spondyloepiphysären Knochendysplasien. Dysmorphien: breiter Nasenrücken, verdickte Nasenspitze. Haut: linsengroße Pigmentflecken. Sehr feines Haar. Mikrodontie, progrediente, therapieresistente Nephropathie (fokal-segmentale Glomerulosklerose) mit Proteinurie, Entwicklung einer terminalen Niereninsuffizienz. Erhöhte Infektionsanfälligkeit. Erhöhte Inzidenz von migräneartigen Kopfschmerzen wurde beschrieben[93]. Thromboembolische Prozesse mit Hirninfarkten und/oder TIAs.

Krankheitsbeginn

Symptome (Minderwuchs) meist bei Geburt manifest. Entwicklung eines Nierenversagens innerhalb der ersten Lebensdekade. Auch milde, juvenile Form beschrieben, mit Manifestation zwischen 8. und 13. Lebensjahr.

Diagnostik

Labor: variabler T-Zell Defekt. Proliferation auf Mitogene und Antigene vermindert. $CD4^+$ Zellen reduziert, CD4/CD8-Ratio vermindert, γ/δ $CD4^+$ erhöht, CD4/CD45 RA vermindert, CD4/CD45RO-Ratio erhöht. Lymphopenie, oft Anämie, Thrombozytopenie. B-Lymphozyten Zahl und Funktion normal. Teils Hypogammaglobulinämie (evtl. durch Verlust in Folge der Proteinurie).

Therapie

Bei dialysepflichtiger, terminaler Niereninsuffizienz Nierentransplantation. Minderwuchs spricht nicht auf Wachstumshormongaben an. Ansprechen der Anämie auf Erythropoetin nur bei einigen Patienten, und auch dort nur minimal und transient[94].

Prognose

Relativ ungünstig, schwere Verlaufsform oft letal bis zum 5. Lebensjahr. Milde Verlaufsform hat bessere Prognose.

Differentialdiagnose

Achondroplasie (Wachstumsstörung), andere Immundefekte mit Wachstumsstörungen (STAT5b-Defekt [111], Mulvihill-Smith Syndrom, Knorpel-Haar- Hypoplasie [306], Roifmann-Costa Syndrom, ICF-Syndrom [903])

Publikationen

Übersichtsarbeit: Boerkoel et al. 2000 [94], Clewing et al. 2007 [95]

4.8. [308] Hyper-IgE Syndrome

Synonym

HIES, Hiob-Syndrom, Job-Syndrom, Buckley Syndrom

Führende Krankheitszeichen

Bei autosomal-dominanter (AD-HIES) und autosomal-rezessiver (AR-HIES) Form: Trias von Ekzem mit deutlich erhöhtem Serum IgE, rezidivierenden Staphylokokkeninfektionen der Haut und der Lunge. Bei AD-HIES: Pneumonien mit Pneumatozelenbildung. Bei AR-HIES: virale Hautinfektionen.

Pathogenese

Defekte in der Signalweiterleitung nach Stimulierung durch Zytokine (z.B. IL-6, IL-23), dadurch u.a. Störung in der Entwicklung von Th17-Lymphozyten[96, 97].

Ätiologie

Genetischer Defekt: heterogen, Mutationen im *STAT3*-Gen (AD-HIES)[98], Mutationen im Tyk2-Gen bei einzelnen Patienten mit AR-HIES[99]

Erbgang: autosomal-dominant, autosomal-rezessiv

Klinik

AD-HIES[100]: chronisches Ekzem, Abszessbildung durch Staphylokokken an Haut und inneren Organen, teils ohne Entzündungszeichen ("kalte Abszesse"). Rezidivierende respiratorische Infektionen: Otitiden, Mastoiditis, Sinusitis, Bronchitis, Pneumonien mit Ausbildung von Bronchiektasen und Pneumatozelen. Chronische Candidiasis von Haut, Schleimhaut, Nagelbett. Zahlreiche nicht-immunologische Auffälligkeiten: Skelettsystem: rezidivierende, pathologische Frakturen, Skoliose, Überstreckbarkeit der Gelenke. Persistenz der Milchzähne mit Doppelzahnreihe. Arterielle Aneurysmen.

AR-HIES[101]: ähnlich der AD-Variante, jedoch ohne Skelettbeteiligung, Dysmorphien oder Zahnbeteiligung. Zusätzlich Infektanfälligkeit der Haut für *Molluscum contagiosum* und andere virale Infektionen. Bislang kein Fall von Pneumatozelenbildung bekannt. Außerdem ZNS-Beteiligung (z.B. Vaskulitis) mit Fazialisparese, Hemiplegie. Autoimmunphänomene: autoimmunhämolytische Anämie, Perikarderguss.

Krankheitsbeginn

Ekzem in ersten Lebenswochen, Pneumonien in früher Kindheit. AD-HIES: Gesichts-Asymmetrie entwickelt sich im Laufe des Lebens.

Diagnostik

Labor: meist deutlich erhöhtes IgE (>2000 IU/ml), bei AD-HIES übrige Immunglobuline erhöht. Eosinophilie. Übrige Leukozyten einschließlich T-Zell Subpopulationen im Normbereich.

Therapie

Symptomatisch: gezielte antibiotische-antimykotische Behandlung der Infektionen. Antibiotische Dauerprophylaxe. Bei AD-HIES: Extraktion der Milchzähne, um Platz für bleibende Zähne zu schaffen. Fallberichte zum Einsatz von IFN-γ und Immunglobulinen[102].

Prognose

Beeinträchtigt durch Auftreten von malignen Lymphomen, sowie weiteren Malignomen

Differentialdiagnose

Atopisches Ekzem, andere Immundefekte mit erhöhtem IgE

Publikationen

AR-HIES Renner et al. 2004 [101], Übersichtsarbeit Freeman et al. 2008 [100], 2009 [103]. De Witt et al. 2006 [102]

4.9. [309] Chronisch-mukokutane Candidiasis

Synonym

Chronic Mucocutaneous Candidiasis (CMC), besondere Variante: APECED (Autoimmune Polyendokrinopathie - Candidiasis - Ektodermale-Dystrophie) siehe [407]

Führende Krankheitszeichen

Rezidivierende oder chronische Candidainfektionen der Haut, Hautanhangsgebilde und Schleimhäute, häufig assoziiert mit Endokrinopathien

Pathogenese

Selektiv gestörte Immunantwort gegen Candida; genauer Pathomechanismus unbekannt. Defekte im Bereich der Immunregulation durch T-Zellen[104, 105], der Makrophagen[106] sowie humorale Defekte.

Ätiologie

Genetischer Defekt: in den meisten Fällen unbekannt; Mutationen im *ICAM-1* [107], bei APECED [106]: *AIRE* (autoimmune regulator Gen),

Erbgang: bei familiären Formen: autosomal-dominant, autosomal-rezessiv; sporadisch

Klinik

Variabel, sieben verschiedene klinische Syndrome (chronisch orale Candidiasis, familiäre CMC, APECED, chronisch lokale Candidiasis, CMC mit Thymom, Candidiasis mit chronischer Keratitis, Candidiasis mit Hyper-IgE Syndrom).

Mukokutane Candidiasis als chronisch orale oder chronisch lokalisierte Form, mit Endokrinopathien (Hypoparathyreoidismus mit tetanischen Krämpfen, Morbus Addison mit Hyperpigmentierung, Ausfall der ACTH Produktion, Hypothyreose, Diabetes mellitus), Thymom, chronischer Keratitis oder Hyper-IgE Syndrom. Alopezie. Perniziöse oder Eisenmangel-Anämie. Sehr selten Lungenfibrose, chronische Keratokonjunktivitis oder Blepharitis. Bei begleitendem IgG Subklassendefekt gehäufte bakterielle Infektionen[108].

Erhöhte Anfälligkeit für Candida Infektionen der Haut, Schleimhäute und Nägel. Sehr selten systemische Infektionen, wie z.B. intrakranielles mykotisches Aneurysma.

Varianten: autosomal rezessive und autosomal dominante familiäre CMC, außerdem familiäre CMC mit assoziierter Schilddrüsen-Erkrankung[109]. Es sollte nach assoziierten (autoimmunen) Endokrinopathien - z.B. Hypoparathyreoidismus mit tetanischen Krämpfen, Morbus Addison mit Hyperpigmentierung, Ausfall der ACTH Produktion, Hypothyreose, Diabetes mellitus - gesucht werden, um ein APECED Syndrom nicht zu übersehen. Die CMC kann außerdem Ausdruck vieler anderer PID sein (z.B. SCID, DiGeorge Syndrom, IgG Subklassendefekt).

Krankheitsbeginn

Candida-Infektionen in ersten beiden Lebensjahren. Endokrinopathien können sich im Verlauf von Jahren entwickeln.

Diagnostik

Labor: gestörte T-Zell Antwort auf Candida-Antigen.

Therapie

Prophylaxe und Therapie mit Antimykotika. Bei endokrinen Störungen Hormon-Substitutionstherapie. Bei IgG Subklassen-Defekt und begleitenden schweren klinischen Symptomen Immunglobulinsubstitution.

Prognose

Relativ gut. Mortalität erhöht durch endokrine Funktionsstörungen (z.B. akute Addison-Krise)

Differentialdiagnose

APECED [407], SCID [101], MPO-Defizienz, DiGeorge Syndrom [305]

Publikationen

Atkinson et al. 2001 [109]; Zuccarello et al. 2002 [107]. bezüglich APECED: siehe [407]

4.10. [310] Immundefekt mit venookklusiver Erkrankung der Leber

Synonym

Hepatic veno-occlusive disease with immunodeficiency, VODI

Führende Krankheitszeichen

Kombinierter Immundefekt (gehäufte bakterielle, virale, mykotische Infektionen) mit Hepatomegalie und/oder Leberversagen

Pathogenese

Betroffenes Protein (Sp110) ist involviert bei der Replikation, Transkription und Reparatur von DNA, und scheint eine Rolle bei der Apoptose, der Kontrolle des Zellzyklus und der Immunantwort zu spielen.

Ätiologie

Genetischer Defekt: Mutation im *Sp110* Gen[110]

Erbgang: autosomal-rezessiv

Klinik

Immundefekt mit gehäuften Infektionen, u.a. durch *Pneumocystis jiroveci*, CMV, Enteroviren, und/oder mukokutane Candidiasis. Fehlende Tonsillen. Hepatosplenomegalie oder Leberversagen ohne andere erkennbare Ursache. Im Ultraschall evtl. Zeichen der veno-okklusiven Erkrankung wie: erhöhter Durchmesser der Pfortader, reduzierter Durchmesser der Lebervene, Aszites, Wiedereröffnung der Nabelvene im *Ligamentum teres*. Im Doppler Ultraschall evtl. reduzierter Fluss in Portalvene, Fluss in Paraumbilikalvene sowie erhöhter Widerstand in Leberarterien messbar.

evtl. neurologische Komplikationen wie zerebrale Nekrosen oder Infarkt.

Verwandte ersten Grades: evtl. Hepatomegalie oder Leberversagen ohne andere erkennbare Ursache.

Krankheitsbeginn

Im ersten Lebensjahr, oft vor dem 6. Lebensmonat.

Diagnostik

Labor: erniedrigte Serumspiegel für IgA, IgM, IgG, Lymphozytenzahlen im Normbereich, reduzierte Zahl von Memory T- und B-Zellen. Anzahl und Verteilung von $CD4^+$ und $CD8^+$ Zellen im Normbereich. T-Zell Proliferation im Normbereich, verminderte Sekretion von Zytokinen aus T-Zellen. Evtl. Thrombopenie. Molekulargenetischer Nachweis des Gendefektes.

Histologie: Leber: fibrotischer Verschluss der Zentralvene des Leberläppchens, zentrolobuläre Nekrose der Hepatozyten sowie sinusoidaler Verschluss.

Lymphknoten: fehlende Keimzentren und Gewebs-Plasmazellen

Therapie

Prophylaxe von *Pneumocystis jiroveci* Infektionen (Cotrimoxazol). Immunglobulinsubstitution. Evtl. Stammzelltransplantation und Lebertransplantation, jedoch Gefahr einer hohen Komplikationsrate.

Prognose

Hohe Mortalität

Differentialdiagnose

Andere Immundefekte mit Hypogammaglobulinämie [201, 202, 204]

4.11. [311] Høyeraal-Hreidarsson Syndrom

Synonym

Schwere Form der Dyskeratosis congenita[111, 112], X-chromosomal rezessive Dyskeratosis congenita

Führende Krankheitszeichen

Kombinierter Immundefekt mit Panzytopenie, zerebellärer Hypoplasie, Mikrozephalie, Dyskeratose und Wachstumsretardierung.

Pathogenese

Dyskerin ist ein für die Ribosomenbiogenese (d.h. der Zusammensetzung der Ribosomen aus ribosomalen Proteinen und ribosomaler RNA) notwendiges Protein. Ebenso spielt das Dyskerin eine wichtige Rolle für die Telomerase, welche den Verlust von Chromosomenendstücken (Telomeren) im Rahmen der Zellteilung ausgleicht. Ein Defekt führt daher zu Schäden an Organen mit hoher Zellteilung (hämatopoetisches System, Haut, gastrointestinales Epithel, alveoläres Epithel)[111, 113]

Ätiologie

Genetischer Defekt: *DKC1* Gen, welches für das Protein Dyskerin codiert.

Erbgang: X-chromosomal rezessiv

Klinik

Intrauterine Wachstumsretardierung, Gedeihstörung, Mikrozephalie, zerebelläre Hypoplasie, Ataxie, psychomotorische Retardierung, Petechien Aphten/orale Ulzerationen, gastrointestinale Symptome mit chronischer, blutiger Diarrhoe, nekrotisierende Enterokolitis, Duodendalatrophie, Aplastische Anämie, Thrombozytopenie, Knochenmarkshypoplasie, Dyskeratosen (Zunge, Nägel), Nageldystrophie, dünnes Haar, Hyperpigmentierung der Haut, Symptome des kombinierten Immundefektes mit bakteriellen und viralen Infektionen, Pneumonie (*Pneumocystis jiroveci*)[111, 113]

Krankheitsbeginn

Wachstumsretardierung intrauterin, übrige Befunde im ersten Lebensjahr

Diagnostik

Labor: aplastische Anämie, Thrombozytopenie, reduzierte NK-Zellzahl, Lymphopenie (B- und T-Zellen), Panzytopenie

Therapie

Knochenmarkstransplantation zur Therapie der hämatologischen Komplikationen

Prognose

Schlecht

Differentialdiagnose

Autosomal dominante Dyskeratosis congenita [114]

4.12. [902] Comèl-Netherton Syndrom

Synonym

Netherton Syndrom

Führende Krankheitszeichen

Kongenitale Erythrodermie, Ichtyosis linearis circumflexa, Trichorrhexis invaginata (Bambushaar), Atopie

Pathogenese

SPINK5 kodiert den Serin Protease Inhibitor LEKTI[115]. LEKTI (lymphoepithelial Kazal-type-related inhibitor) wird eine Rolle bei antiinflammatorischen und/oder antimikrobiellen Prozessen im Epithel sowie bei der Differenzierung der T-Zellen im Thymus zugeschrieben[116]. Außerdem wird LEKTI in Keratinozyten exprimiert.

Ätiologie

Genetischer Defekt: *SPINK5* (Serin Protease Inhibitor, Kazal Typ 5)[117-119]

Erbgang: autosomal rezessiv[116].

Klinik

Kongenitale ichthyosiforme Erythrodermie, evtl. Entwicklung einer Ichthyosis linearis circumflexa (wandernde Plaques mit erythematösem Randsaum und Schuppung), brüchiges, stumpfes Haar, Bambushaar. Atopische Manifestationen wie atopische Dermatitis, persistierender Juckreiz, Urtikaria, Angioödem, allergische Rhinokonjunktivitis, Nahrungsmittelallergien, Asthma. Abszesse. Gedeihstörung/Wachstumsstörung. Enteropathie mit Diarrhoe, Steatorrhoe, Obstipation, evtl. Rachitis, hypernatriämische Dehydration. Ebenso wurden neurologische Defizite beschreiben mit psychomotorischer Retardierung und Epilepsie[115-117]. Selten Bronchopneumonie und Sepsis.

Krankheitsbeginn

Erythrodermie ab Geburt

Diagnostik

Labor: Eosinophilie, erhöhte IgE Spiegel. Nachweis von spezifischen IgEs, Hyper- oder Hypogammaglobulinämie. Nachweis von Genmutation in *SPINK5*, reduzierte Proteinexpression von LEKTI in Haut und/oder Schleimhaut

weiteres: pathognomonisch Bambushaar (Trichorrhexis invaginata): aber nicht alle Haare sind betroffen, Symptom kann auch fehlen.

Therapie

Hypoallergene Nahrung, Ernährungsberatung. Haut: lokale Behandlung mit rückfettenden Lotionen, teilweise Ansprechen auf steroidhaltige Creme. Versuchsweise Immunglobulinsubstitution.

Prognose

Kompliziert durch Risiko der Dehydration, schwere Infektionen oder schwerwiegende Ernährungsprobleme. Letalität bis 20 % im ersten Lebensjahr[120]

Differentialdiagnose

Atopische Erkrankungen, Omenn Syndrom [104], Wiskott-Aldrich Syndrom [301], Hyper-IgE Syndrome [308]

Publikationen

Übersichtsarbeit Sun et al. 2006 [115]

4.13. [903] ICF-Syndrom

Synonym

Immunodeficiency, centromeric instability, facial anomalies syndrome

Führende Krankheitszeichen

Kombinierter Immundefekt (bakterielle, virale mykotische Infektionen), faziale Dysmorphien, teils Entwicklungsverzögerungen

Pathogenese

Vermehrte Brüchigkeit der Chromosomen im Bereich der Zentromer-Heterochromatinregionen, vermutlich beruhend auf unzureichender Methylierung der DNA

Ätiologie

Genetischer Defekt: heterogen, bei einem Teil der Patienten Mutationen im *DNA-Methyltransferase-3B*-Gen

Erbgang: autosomal-rezessiv

Klinik

Schwere respiratorische Infektionen, gastrointestinale Infektionen, Pericarditis, Sepsis, orale Candidiasis, Infektionen durch pyogene Bakterien und CMV. Milde, variabel ausgeprägte Gesichtsdysmorphien mit Hypertelorismus, breiter flacher Nasenrücken, Epikanthus, evtl. Mikrognathie, Makroglossie, niedriger Ohransatz. Fehlbildungen wie Inguinalhernie, Gaumenspalte, Syndaktylie, Herz: Septumdefekte, Psychomotorische Retardierung, Ataxie, Muskelhypotonie möglich. "*Cafè au lait*" Flecken, intrauterine Wachstumsverzögerung, Gedeihstörung[121, 122]

Krankheitsbeginn

Erste Lebenswochen

Diagnostik

Labor: Zytogenetik: zytogenetische Auffälligkeiten als diagnostisches Kriterium! Nach Stimulation der Lymphozyten fällt eine vermehrte Brüchigkeit der zentromernahen Heterochromatinregionen der Chromosomen 1, 9 und 16 auf, als Folge lagern sich die Chromosomen z.B. strahlenförmig zusammen ("multiradiate chromosomes").

Verminderung von IgG, IgM, und/oder IgA, teils nur Verminderung einiger IgG Subklassen, Reduktion von T-Zellen, B-Zellzahl vermindert oder erhöht

Therapie

Ggf. parenterale Ernährung, Immunglobulinsubstitution, bei schwerem T-Zell-Defekt Stammzelltransplantation

Prognose

Bislang sind nur wenige Patienten beschrieben, hohe Letalität im Säuglingsalter durch schwere Infektionen. Entwicklung von Lymphomen und Myelodysplastischem Syndrom beschrieben.

Differentialdiagnose

Andere Immundefekte mit fazialen Dysmorphien und Chromosomeninstabilität [302-304]

Publikationen

Übersichtsarbeit Hagleitner et al. 2009 [122]

Erkrankungen bei Immundysregulation [4xx]

5. Erkrankungen bei Immundysregulation [4xx]

Primärer Immundefekt	PID Steckbrief
1. Immundefekt mit Hypopigmentierung	
a) Chediak-Higashi Syndrom	[401]
b) Griscelli Syndrom Typ 2	[402]
c) Hermansky-Pudlak Syndrom Typ 2	[403]
2. Familiäre hämophagozytierende Lymphohistiozytose	
a) Perforinmangel	als Gruppe [404]
b) Munc 13-D Defekt	als Gruppe [404]
c) Syntaxin 11 Defekt	als Gruppe [404]
3. X-chromosomales lymphoproliferatives Syndrom	
a) XLP1	als Gruppe [405]
b) XLP2	als Gruppe [405]
4. Syndrome mit Autoimmunität	
a) Autoimmune lymphoproliferative Syndrome (ALPS)	als Gruppe [406]
(i) CD95 (Fas)-Mangel (ALPS Typ 1a)	als Gruppe [406]
(ii) CD95Ligand (Fas-Ligand)-Mangel (ALPS Typ 1b)	als Gruppe [406]
(iii) Caspase 10-Defekt (ALPS Typ 2a)	als Gruppe [406]
(iv) Caspase 8-Defekt (ALPS Typ 2b)	als Gruppe [406]
(v) Aktivierender N-Ras Defekt (N-Ras ALPS)	nein
b) APECED	[407]
c) IPEX	[408]

Tab. 5.1: IUIS Klassifikation[1]: Erkrankungen bei Immundysregulation [4xx].

5.1. [401] Chediak-Higashi Syndrom

Synonym

Primärer Immundefekt mit okulokutanem Albinismus und lymphoproliferativem Syndrom (hemophagocytic lymphohistiocytosis, HLH) in der akzelerierten Phase, CHS1

Führende Krankheitszeichen

Okulokutaner Albinismus, rezidivierende Infektionen, neurologische Symptome, Blutungszeichen; in akzelerierten Phase: Hepatosplenomegalie, Fieber

Pathogenese

Defekt des lysosomalen Transportes und der Funktion der sekretorischen Vesikel, damit defekte Freisetzung von Melanin und zytolytischen Enzymen. Es resultieren Thrombozytenfunktionsstörungen, ein Defekt der sekretorischen Granula von zytotoxischen T-Zellen und NK-Zellen mit gestörtem "Killing", außerdem gestörte MHC Klasse II Präsentation, abnorme Granula der Neutrophilen mit gestörter Chemotaxis[123] und gestörte Melanosomen mit Hypopigmentierung. Bei viralen Infektionen (z.B. EBV) unkontrollierte Aktivierung der T-Zellen möglich, mit massiver Zytokinausschüttung. Hierdurch werden Makrophagen aktiviert, welche in Folge Blutzellen phagozytieren und in Organe infiltrieren (so genannte "accelerate phase")[124].

Ätiologie

Genetischer Defekt: *LYST*-Gen ("lysosomal trafficking regulator gene", Chediak-Higashi)

Erbgang: autosomal rezessiv

Klinik

Rezidivierende, bakterielle Infektionen des Respirationstraktes und der Haut. Schwere Parodontitis. Partieller Albinismus [helle, durchsichtige Haut, silbrige Haare (weiß, grau), helle Iris, Photophobie]. Fieber, Hepatosplenomegalie, seltener Adenopathie. Evtl. Enzephalopathie, zentrale und periphere neurologische Degeneration mit Symptomen wie psychomotorische Retardierung, Muskelschwäche, periphere Neuropathie, Ataxie. Petechien, Schleimhautblutungen[123, 124].

Krankheitsbeginn

Infektionen oft in ersten Lebenswochen[124], neurologische Defekte später evident[123]

Diagnostik

Labor: Neutropenie. Niedrige Aktivität von NK-Zellen und zytotoxischen T-Zellen. Während HLH-Phase Erhöhung von Triglyceriden, Ferritin, Transaminasen, löslichem IL-2 Rezeptor, Erniedrigung von Fibrinogen

Histologie: Haare: ungleichmäßige Verteilung des Pigments. Leukozyten: Stark vergrößerte Lysosomen (Riesengranula); "akzelerierte Phase": Hämophagozytose in Knochenmark, Milz, Lymphknoten und/oder Liquor.

Therapie

Evtl. Stammzelltransplantation, in Abhängigkeit von Verlaufsform. Zur Überbrückung Behandlung der Infektionen und aggressive Immunsuppression gemäß aktuellem HLH-Protokoll.

Prognose

Verlaufsform zwar benigner als bei familiärer hämophagozytierender Lymphohistiozytose, aber trotzdem schlechte Prognose. Terminalstadium mit Panzytopenie, dadurch zum Tode führende Blutung oder Infektion.

Differentialdiagnose

Andere Hämophagozytosesyndrome [404, 405], Griscelli Syndrom [402], Hermansky-Pudlak Syndrom [403]

Publikationen

Übersichtsarbeiten Ward et al. 2002 [124], Janka 2007 [125]

5.2. [402] Griscelli Syndrom Typ 2

Synonym

Vorliegen von drei Typen: Typ 1 GS-1 auch Eljade Syndrom, Typ 2 GS-2 (originales Griscelli Syndrom), nur dieses zählt zu den primären Hämophagozytose-Syndromen, Typ 3 GS-3. IUIS Klassifikation schließt nur Typ 2 ein.

Führende Krankheitszeichen

Typ 2: Pigmentstörung und Immunstörung mit gehäuften bakteriellen Infektionen, [ohne Immundefekt: Typ 1: Pigmentstörung und neurologische Defekte, Typ 3: nur Pigmentstörung]

Pathogenese

Defekte im intrazellulären Transport, dies betrifft unter anderem Melanosomen und lytische Granula in zytotoxischen T-Zellen. Typ 1: Defekt im Organellentransport in Melanozyten und Nervenzellen, Typ 2: Unfähigkeit, zytotoxische Granula an Plasmamembran anzudocken, dadurch Defekt in lytischer Granulafreisetzung. In der sogenannten akzelerierten Phase werden Lymphozyten und Makrophagen aktiviert, welche in Folge Blutzellen phagozytieren und in Organe infiltrieren[126], Typ 3: Defekt im Melanophilin-Gen.

Ätiologie

Genetischer Defekt: Typ 1: *MYO5A* (Myosin VA-Gen, Chromosom 15q21), Typ 2: *Rab27a* Gen (Chromosom 15q21), Typ 3: *MLPH*-Gen (Gen für Melanophilin, Chromosom 2q37.3)

Erbgang: autosomal rezessiv (alle Typen)

Klinik

Typ 1 bis Typ 3: Partieller Albinismus (helle, durchsichtige Haut, silbrige Haare (weiß, grau, cave: ein Teil der Haare kann dunkel gefärbt sein[127]), helle Iris, Photophobie).

Typ 1: schwere psychomotorische Retardierung, zerebelläre Atrophie

Typ 2: rezidivierendes Fieber, bakterielle Infektionen des Respirationstraktes (Pneumonien) und der Haut. Schwere Parodontitis. Variable neurologische Defekte, sekundär durch zelluläre Infiltration. Hepatosplenomegalie.

Typ 3 dagegen immunologisch und neurologisch unauffällig[126].

Krankheitsbeginn

Typ 1: frühe Manifestation der neurologischen Defizite, Einzelfallbeschreibungen von neurologische Auffälligkeiten im Alter von 2 Monaten. Typ 2: zu variablen Zeitpunkten.

Diagnostik

Labor: Typ 2: Defekt der Zytotoxizität von T-Zellen und NK-Zellen, hohe Serumwerte für sCD25. Während akzelerierten Phase: Zytopenien, Erhöhung von Triglyceriden, Ferritin, Erniedrigung von Fibrinogen.

Histologie: Typ 1 bis Typ 3: Verklumpung der Pigmente im Haarschaft.

Typ 2 während akzelerierter Phase: diffuse Infiltration mit T-Lymphozyten und Histiozyten in Leber, Milz, Lymphknoten, Knochenmark und/oder ZNS.

Therapie

Typ 2: kurative Therapie: Stammzelltransplantation[128]. Zur Überbrückung Behandlung der Infektionen. Symptomatische Therapie der hämophagozytischen Lymphohistiozytose mit Immunsuppression gemäß aktuellem HLH-Protokoll (z.B. Etoposid, Corticosteroide).

Prognose

Typ 1: schwere neurologische Störungen mit schwersten Entwicklungsstörungen und Behinderungen. Typ 2: Verlaufsform benigner als bei familiärer hämophagozytischer Lymphohistiozytose, dennoch ungünstige Prognose. Im fortgeschrittenem Stadium neurologische Probleme wegen zellulärer Infiltration von Hirngewebe und Panzytopenie (Blutung oder Infektionen).

Differentialdiagnose

Alle primären und sekundären Hämophagozytosesyndrome: Familiäre HLH [404], X-chromosomal lymphoproliferative Syndrome [405], Chédiak-Higashi Syndrom [401], Hermansky-Pudlak Syndrom [403]

Publikationen

Übersichtsarbeit Typ 1: Thomas et al. 2009 [127], Typ 2: Masri et al. 2008 [126]

5.3. [403] Hermansky-Pudlak Syndrom Typ 2

Synonym

HPS, okulokutaner Albinismus, oculocutaneous albinism, lysosomal ceroid storage, bisher 8 Subtypen bekannt. IUIS Klassifikation schließt nur Typ 2 ein.

Führende Krankheitszeichen

Okulokutaner Albinismus, Blutungsneigung, Lungenerkrankung mit pulmonaler Fibrose, entzündliche Darmerkrankung, Nierenerkrankung

Pathogenese

Defekt in Formation intrazellulärer Vesikel. Ablagerung von Ceroid in den Lysosomen, den Melanosomen und den Serotoningranula der Thrombozyten. Die Ablagerung von Ceroid führt zu Schäden an verschiedenen Organen wie Lunge (Zerstörung von Typ II Alveolarzellen), Darm, Niere, Herz und Knochenmark[129]. Typ 2: Dysfunktion zytotoxischer T-Zellen[130].

Ätiologie

Genetischer Defekt: *AP3β1*-Gen, Chromosom 5

Erbgang: autosomal-rezessiv

Klinik

Okulokutaner Albinismus: helle, durchsichtige Haut, helle Haare (variable Melaninproduktion), helle Iris, Photophobie, Strabismus, Nystagmus. Blutungsneigung durch gestörte Thrombozytenaggregation. Lungenfibrose sehr variablen Ausmaßes[131]. Entzündliche Darmerkrankungen (granulomatöse Kolitis)[132]. Beeinträchtigung des Sehvermögens. Nierenerkrankung (Ceroidablagerung). Bei Typ 2 zusätzlich Immundefekt. Entwicklung eines letalen Verlaufs einer hämophagozytischen Lymphohistiozytose bei Typ 2 (HPS2 Gendefekt) wurde beschreiben[133].

Krankheitsbeginn

Erhöhte Blutungsneigung ab früher Kindheit. Entzündliche Darmerkrankung mit 12 bis 30 Jahren[129], erste Symptome der pulmonalen Beteiligung mit 15 bis 50 Jahren[131].

Diagnostik

Labor: Thrombozytenfunktion: verlängerte Blutungszeit, aber: normale Thrombozytenzahlen, normale Prothrombinzeit, normal partielle Thromboplastinzeit.

Elektronenmikroskopie: fehlende/reduzierte "dense bodies" in Thrombozyten

Therapie

Vermeidung zusätzlicher Lungenschädigung (Rauchen, andere Toxine, strikte Behandlung respiratorischer Infektionen, Impfung gegen Influenza, Pneumokokken[131]). Therapie der Lungenfibrose in dieser Patientengruppe besonders schwierig [129]. Bei progressiver Lungenfibrose Transplantation.

Prognose

Lungenfibrose führt zum Tode in 4ter/5ter Lebensdekade[131]

Differentialdiagnose

Andere PID mit Albinismus: Chédiak-Higashi Syndrom [401], Griscelli-Syndrom Typ 2 [402]

Publikationen

Übersichtsarbeit Pierson et al.2006 [129], Hurford et al. 2008 [132].

5.4. [404] Familiäre hämophagozytierende Lymphohistiozytose

Synonym

FHLH, Familiäre hämophagozytische Lymphohistiozytose, FHL, früher: Morbus Farquhar[134], zählt zur Gruppe der genetischen hämophagozytischen Lymphohistiozytosen, hemophagocytic lymphohistiocytosis, HLH, macrophage activation syndrome (MAS)

Führende Krankheitszeichen

Hyperinflammationssyndrom an verschiedenen Organsystemen mit Fieber (≥ 7d), Hepatosplenomegalie, mögliche ZNS-Beteiligung (Krampfneigung), Zytopenie in ≥ 2 von 3 Zelllinien, Hypertriglyceridämie und/oder Hypofibrinogenämie und / oder Erhöhung des Serumferritins und/oder Erhöhung des β-2 Mikroglobulins.

Pathogenese

Defekt der zytotoxischen Funktionen von NK-Zellen und CTLs (Perforinsynthese, Exozytose lytischer Vesikel und/oder Membranfusion). Durch eine Infektion wird eine unkontrollierte Aktivierung und Proliferation von Histiozyten (Makrophagen und dendritischen Zellen), NK-Zellen und CTLs in Gang gesetzt. Bei Patienten mit FHLH wird die infizierte Zelle nicht abgetötet, und es kommt zur Persistenz hoher Zytokinspiegel und dem klinischen Bild diffuser Infiltrationen von T-Lymphozyten und Histiozyten in Leber, Milz und Lymphknoten.

Ätiologie

Genetischer Defekt: verschiedene Defekte: FHLH-1: Gen unbekannt; FHLH-2: *PRF1*-Gen, (Chromosom 10q21-22) Funktion: Einleitung der Apoptose; FHLH-3: *UNC 13D*-Gen, (Chromosom 17q25), Funktion intrazellulär Vesikel Priming; FHLH-4: *Syntaxin STX11*-Gen (Chromosom 6q24) Funktion: Vesikel Transport intrazellulär.

Erbgang: autosomal-rezessiv

Klinik

Undulierendes, protrahiertes Fieber, teils remittierend. Ausgeprägte, progressive Hepatosplenomegalie, Leberversagen, Lymphadenopathie dagegen seltener. Hauterscheinungen (65 %, Erythrodermie, makulo-papulöses, juckendes Exanthem). Neurologische Auffälligkeiten: Irritabilität, Hypotonie bis Hypertonie und Krämpfe, Apathie und Koma. Wichtig für Diagnosestellung ist Progression der Symptomatik.

Krankheitsbeginn

In 70-80 % der Fälle unter einem Jahr, 10 % bereits innerhalb der ersten 4 Lebenswochen symptomatisch. Auch Fälle von "late-onset" mit Beginn im Jugendlichen und Erwachsenenalter.

Diagnostik

Labor: Zytopenie = 2 Zelllinien (Hb < 9 g/dl, Thrombozyten < 100.000 µl, Neutrophile < 1000/µl), Leukopenie, Fibrinogen < 1,5 g/l, Nüchtern-Triglyceride > 3 mmol/l, Hyponatriämie, Transaminasen-, Bilirubin-, Ferritin- (> 500 ng/ml, oft > 1000 ng/ml) und LDH-Erhöhung. Nachweis Gendefekt.

Histologie: Diffuse histiozytäre und lymphozytäre Infiltrate mit Hämophagozytose in Leber, Milz oder Lymphknoten. Hämophagozytose ist meist initial nicht im Knochenmark zu sehen.

Therapie

Knochenmark-/hämatopoetische Stammzelltherapie. Bis zur Transplantation Therapie gemäß aktuellem HLH-Therapie-Protokoll mit Behandlung der Infektionen und aggressive immunsuppressive Therapie (Etopsid).

Prognose

Ohne Therapie meist fatal mit bakteriellen Infektionen, Pilzinfektionen auf Grund der Neutropenie mit Multiorganversagen und ZNS-Beteiligung.

Differentialdiagnose

Andere hämophagozytische Lymphohistiozytosen wie Chediak-Higashi Syndrom [401], Griscelli-Syndrom [402], X-linked lymphoproliferatives Syndrom [405]. Sekundäre Hämophagozytose-syndrome nach Virusinfektionen (EBV), Leishmanien oder endogenen Trigger (Gewebeschädigung, Radikale, metabolische Produkte).

Publikationen

Übersichtsartikel Janka 2007 [125], Gupta et al. 2009 [135].

5.5. [405] X-chromosomale lymphoproliferative Syndrome

Synonym

X-chromosomale lymphoproliferative Erkrankung, XLP, Purtilo-Syndrom, Duncan's disease (nach dem Familiennamen der ersten von Purtilo[136] beschriebenen Patienten)

Führende Krankheitszeichen

Im Alter bis zu 10 Jahren meist letaler Verlauf (60 %) einer EBV-Infektion (schwerste, akut verlaufende infektiöse Mononukleose). Bei älteren Kindern und Erwachsenen eher das Bild eines CVID, Ausbildung eines malignen Lymphoms oder Manifestation einer aplastischen Anämie.

Pathogenese

Gestörte Signaltransduktion durch Mutation im *SH2D1A*-Gen (*SAP*-Gen) führt zu einer Störung der Lymphozytenaktivierung (SAP Protein wichtig für Signalweiterleitung über SLAM-Rezeptor). Dadurch resultierende, reduzierte Zytotoxizität von NK-Zellen und zytotoxischen T-Zellen. EBV-infizierte Zellen werden dadurch nicht durch T-Zellen eliminiert, dies führt zu fulminantem Verlauf der Infektion, sowie Entwicklung einer hämophagozytischen Lymphohistiozytose.

Ätiologie

Genetischer Defekt: Mutation im *SH2D1A*-Gen (Synonym: *SAP*)-Gen (XLP1) bzw. Defekt bei *XIAP* (XLP2), XLP-like Phänotyp auch bei Defekt in *ITK*-Gen auf Chromosom 5 (autosom.-rez.)[137]

Erbgang: X-chromosomal rezessiv, gleicher Phänotyp auch bei XLP-like, autosom-rez. (s.o.)

Klinik

Patienten vor einer EBV-Infektion immunologisch generell unauffällig. Infektion verläuft bei 60 % fatal (Lebernekrose), 40 % mit Chronifizierung und Induktion einer lymphohistiozytischen Hämophagozytose und Knochenmarksaplasie. Hypogammaglobulinämie bei etwa 30 % der Patienten, B-Zell Lymphome bei 25 % der Patienten, zusätzlich globale zelluläre Immundefizienz. Seltene Komplikation: nekrotisierende lymphoide Vaskulitis, lymphoide Granulome von Lunge, ZNS.

Krankheitsbeginn

Unauffällig bis EBV-Infektion. Fulminante akute infektiöse Mononukleose: mittleres Manifestationsalter 3-5 Jahre. Hypo-/Dysgammaglobulinämie: mittleres Alter bei Diagnosestellung 7-9 Jahre. Maligne Lymphome: mittleres Alter bei Diagnosestellung: 4-6 Jahre.

Diagnostik

Labor: Lymphozytose, atypische Lymphozyten, gestörte Funktion von zytotoxischen T-Zellen und NK-Zellen. In der Regel kein Nachweis von anti-EBNA-1 Antikörper gegen EBV. IgM während Frühphase der Infektion nachweisbar. Im Verlauf Hypogammaglobulinämie. Schnelltest über Flow-Zytometrie von intrazellulärem SAP in zytotoxischen Zellen, ansonsten Diagnosesicherung durch Nachweis des Gendefektes.

Therapie

In akuter Krankheitsphase: chemotherapeutische Therapieregime wie Etopsid, Steroide, Cyclosporine, Rituximab, Aciclovir, IFN-γ, IFN-α oder Immunglobuline (ineffektiv bei fulminanter Mononukleose). Immunglobulinsubstitution bei Hypogammaglobulinämie indiziert. Erfahrungen mit Knochenmarkstransplantation existieren seit 1986. Im Falle von Lymphomen sind onkologische Standardtherapien wirksam.

Prognose

In der Regel schlecht, Lebenserwartung unter 40 Jahre. Erhöhtes Lymphom-Risiko. Einige Patienten zeigen eine dem CVID vergleichbare, relativ gute Prognose.

Differentialdiagnose

CVID [204], B-Zell-Lymphom, Non-Hodgkin u.a. Lymphome, Aplastische Anämie, Hepatitis, Infektiöse Mononukleose, andere Hämophagozytosesyndrome [401 - 404].

Publikationen

Übersichtsartikel Janka 2007 [125], Diskussion von Fallbeispielen: Filipovich et al. 2006 [138], autosomal-rezessiv XLP-like Huck et al. 2009 [137]

5.6. [406] Autoimmune lymphoproliferative Syndrome

Synonym

ALPS, Canale-Smith Syndrom

Führende Krankheitszeichen

Variable, zum Teil massive, generalisierte Lymphknotenvergrößerung, Autoimmunerkrankungen

Pathogenese

Autoreaktive Lymphozyten werden nicht adäquat entfernt (Defekte der lymphozytären Apoptose), Autoimmunreaktionen sind die Folge.

Ätiologie

Genetischer Defekt: ALPS Ia: *APT-I*-Gen (= Fas, = CD95, Mutation bei *TNFRSF6*); ALPS Ib: Gen für Fas-Ligand (= CD95 Ligand, *TNFRSF6*); ALPS II: Gen für Caspase 8 oder 10 (Caspase = cystinyl-aspartate-requiring-proteinase); ALPS III: Gendefekt bislang unbekannt,

Erbgang: autosomal dominant mit inkompletter Penetranz, gelegentlich autosomal-rezessiv.

Klinik

Variable Ausprägung einer Lymphadenopathie, meist zervikal und axillär, (Hepato-) Splenomegalie, Autoimmunerkrankungen meist gegen Blutzellen (50-70 %): Thrombozytopenie, hämolytische Anämie, Neutropenie. Evan's Syndrom[73], sporadisch: Glomerulonephritis, Guillain-Barré Syndrom (GBS), autoimmune Hepatitis, primäre biliäre Zirrhose[139], SLE-ähnliches Krankheitsbild[59], Risiko für Non-Hodgkin und Hodgkin-Lymphome.

Krankheitsbeginn

Kleinkindalter, Erstmanifestation in den ersten zwei Lebensjahren mit voller Ausprägung bis zum 5. Lebensjahr. Spätere Manifestation bis zum Erwachsenenalter beschrieben.

Diagnostik

Labor: erhöhter Nachweis doppelnegativer $CD4^-$/$CD8^-$ T-Zellen vom Typ α/β (α/β-DNT-Zellen) $\geq$ 1 % und / oder 20 Zellen/µl, Abnahme regulatorischer T-Zellen $CD4^+/CD25^+$, erhöhte Serumimmunglobuline für alle Klassen möglich (polyklonale Hypergammaglobulinämie), Cardiolipin-Antikörper, ANA, Autoantikörper (z.B. gegen Blutzellen), defekter Fas-abhängiger Apoptosetest für Lymphozyten *in vitro*.

Therapie

Splenektomie bei zunehmendem Hypersplenismus und unkontrollierter autoimmuner Zytopenie nur ausnahmsweise. Stammzelltransplantation bei zwei Patienten mit homozygoter Mutation beschrieben. Behandlungsstrategie ansonsten mit immunsuppressiven und/oder chemotherapeutischen Agenzien wie: Steroide, Mycophenolat, Rituximab, Pyrimethamin/Sulphadoxin.

Prognose

Langzeitüberleben möglich, erhöhtes Lymphomrisiko. Mit zunehmendem Alter können Lymphadenopathien abnehmen und Autoimmunphänomene zunehmen.

Differentialdiagnose

Beginnender CVID mit Autoimmunität [204]

Publikationen

Übersichtsartikel Bleesing 2003 [140]

5.7. [407] APECED

Synonym

Autoimmune Polyendokrinopathie-Candidiasis-Ektodermale Dystrophie, autoimmune polyendocrinopathy-candidiasis-ectodermal dystrophy[141], APS 1 (autoimmune polyglandular syndrome I)

Führende Krankheitszeichen

Chronische mukokutane Candidiasis, mit endokrinen Störungen (Hypothyroidismus, Hypoparathyroidismus, Hypoadrenalismus)[73] und Dystrophien des Nagels und des Zahnschmelzes

Pathogenese

Störungen im Autoimmune Regulator (*AIRE*-Gen), welcher in reifen medullären Epithelzellen des Thymus (mTEC), in Monozyten und dendritischen Zellen des Thymus exprimiert wird. mTEC exprimieren sowohl MHC Klasse II Rezeptoren, als auch gewebsspezifische Antigene nahezu aller Körpergewebe (sog. tissue-restriced antigens, TRA). Über die TRA-Expression erfolgt die Negativselektion von autoreaktiven T-Zellen. Dies ist wichtig für die Etablierung von Selbsttoleranz. Eine herabgesetzte AIRE-Funktion führt zu einer reduzierten Expression von TRA im Thymus und erlaubt autoreaktiven T-Zellen, in die Peripherie auszuwandern.

Ätiologie

Genetischer Defekt: Mutationen im *AIRE* (autoimmune regulator) Gen auf Chromosom 21q22.3

Erbgang: autosomal rezessiv

Klinik

Sehr variables klinisches Bild. Erstmanifestation häufig orale Candidiasis sowie Windeldermatitis. Candidabefall des Magen-Darm-Traktes. Nageldystrophie, Alopezie, Vitiligo. Zahnschmelzveränderungen. Hypokalzämie (Hypoparathyroidismus). Nebenniereninsuffizienz. Primäre Gonadenfunktionsstörung mit Hypogonadismus. Manifester Diabetes mellitus Typ I, autoimmune Gastritis mit perniziöser Anämie, chronische Hepatitis. Wachstumshormonmangel, Hypo- oder Hyperthyroidismus. Autoimmune Gastritis mit perniziöser Anämie. Chronische Hepatitis.

Krankheitsbeginn

Candidiasis häufig bereits in ersten beiden Lebensjahren, Hypoparathyroidismus mit 2-11 Jahren, Nebenniereninsuffizienz mit 4-12 Jahren, Hypogonadismus, andere autoimmune Endokrinopathien oder perniziöse Anämie häufig erst bei Jugendlichen.

Diagnostik

Labor: Immunglobuline und Lymphozyten im Normbereich. Nachweis endokriner Störungen (Schilddrüse, Nebenschilddrüse, Nebennierenrinde, Gonaden, β-Zellen des Pankreas). Mutationsanalyse von *AIRE*. Autoantikörper gegen antigene Strukturen endokriner Organe (z.B. Tyrosinhydroxylase, Thyroid Peroxidase).

Therapie

Behandlung/Prophylaxe von Candida-Infektionen (orale Hygiene, Antimykotika). Immunsuppression. Substitutionstherapie der endokrinen Störungen.

Prognose

Hohe Variabilität im Krankheitsverlauf. Letale Verläufe auch im Kindesalter möglich. Chronische orale Candidiasis mit erhöhtem Risiko für Karzinom.

Differentialdiagnose

IPEX [408], Omenn-Syndrom [104]

Publikationen

Übersichtsarbeit Moraes-Vasconcelos et al. 2008 [141]

5.8. [408] IPEX

Synonym

Immundysregulation, Polyendokrinopathie, Enteropathie - X-chromosomales Syndrom, Polyendocrinopathy-enteropathy-X-linked

Führende Krankheitszeichen

Auftreten im Säuglings-/Kleinkindesalter von chronischer Enteritis (Autoimmunenteropathie mit wässrigen Durchfällen), Endokrinopathien, frühe Manifestation eines Insulin-abhängigen Diabetes mellitus, chronische Dermatitis, Infektionsneigung zeigt sich nur bei 50 % der Erkrankten.

Pathogenese

Immundysregulation durch Mutationen im *FOXP3*-Gen, einem zentralen Regulator für Immuntoleranz. FOXP3 nimmt vermutlich Einfluss auf die Funktion von regulatorischen T-Zellen (Treg, $CD4^{+}CD25^{+}$). Die Immundysregulation führt zu bedrohlichen, systemischen Autoimmunerkrankungen.

Ätiologie

Genetischer Defekt: unterschiedliche Mutationen des *FOXP3*-Gen, IPEX-like auch bei Defekt in IL-2-Rezeptor Untereinheit CD25 [142]

Erbgang: X-chromosomal rezessiv

Klinik

Chronische nicht-infektiöse Enteropathie; ekzematöse, psoriasisforme oder/und erythematöse Dermatitis, teilweise am gesamten Integument, evtl. Alopezie; häufig Diabetes mellitus Typ I; Hypo- oder Hyperthyroidismus; Hämolytische Anämie, autoimmune Thrombozytopenie; Nephropathie; Autoimmune Hepatitis. Erhöhte Anfälligkeit für unterschiedliche Infektionserreger (fraglich primär oder sekundär zur Immunsuppression)[143, 141]. Ausgeprägte entzündliche Infiltration von Lymphozyten in verschiedene Organsysteme[144].

Krankheitsbeginn

Neonatalperiode mit schwerer Autoimmunenteropathie. Erstmanifestation eines Diabetes mellitus Typ I, einer Thyreoiditis, schwerer Dermatitis bereits im Säuglingsalter.

Diagnostik

Hauptsächlich über klinische Manifestation[143]

Labor: molekulargenetischer Nachweis der Genmutation in *FOXP3* (nur bei ca. 60 % der Patienten möglich). Normale Immunglobulinspiegel (IgG, IgA, IgM). Meist erhöhtes Serum-IgE und Bluteosinophilie. T- und B-Zellen mit normaler Verteilung.

Therapie

Symptomatische Therapie mit Immunsuppression. Kurative Therapie über Stammzelltransplantation.

Prognose

Ungünstig. Hohe Letalität in ersten Lebensjahren. Selbst bei mildem Krankheitsverlauf meist letal bis zum 30. Lebensjahr.

Differentialdiagnose

ALPS [406], APECED [407], Omenn Syndrom [104]

Publikationen

Übersichtsarbeit Mutation und Phänotyp: Gambineri et al. 2008 [143]; Moraes-Vasconcelos et al. 2008 [141], Übersichtsarbeit regulatorische T-Zellen $CD8^+$ Kapp et al. 2008 [145]

Defekte der Phagozyten [5xx]

6. Defekte der Phagozyten [5xx]

Primärer Immundefekt	PID Steckbrief
1-3. Schwere angeborene Neutropenien	als Gruppe 1-4 [501]
4. Kostmann-Syndrom	als Gruppe 1-4 [501]
5. Zyklische Neutropenie	einzeln [502]
6. X-chromosomale Neutropenie mit WASP-Defekt	[503]
7. P14 Mangel	nein
8. Leukozyten Adhäsionsdefekt Typ 1	als Gruppe 1-3 [504]
9. Leukozyten Adhäsionsdefekt Typ 2	als Gruppe 1-3 [504]
10. Leukozyten Adhäsionsdefekt Typ 3	als Gruppe 1-3 [504]
11. Rac 2 Defekt	[505]
12. β-Aktin-Defekt	[506]
13. Lokalisierte juvenile Peridontitis	[507]
14. Papillon-Lefèvre Syndrome	[508]
15. Spezifischer Granulamangel	nein
16. Shwachman-Diamond Syndrom	[509]
17. X-chromosomale septische Granulomatose	als Gruppe 17-20 [510]
18-20. Autosomal rezessive septische Granulomatosen	als Gruppe 17-20 [510]
21. Neutrophilen Glukose-6-Phosphat-Dehydrogenase Defekt	[511]
22. Interleukin-12 und IL-23-Rezeptor Defekt	als Gruppe 22-26 [512]
23. Interleukin-12p40 Defekt	als Gruppe 22-26 [512]
24. IFN-γ Rezeptor 1 Defekt	als Gruppe 22-26 [512]
25. IFN-γ Rezeptor 2 Defekt	als Gruppe 22-26 [512]
26. STAT1 Defekte	als Gruppe 22-26 [512]
Weitere, bislang nicht in der IUIS Klassifikation aufgeführte Defekte der Phagozyten [9xx]	
Primärer Immundefekt	**PID Steckbrief**
Neutropenie assoziiert mit Glykogenose Typ Ib	[904]
Barth Syndrom	[905]

Tab. 6.1: IUIS Klassifikation[1]: Defekte der Phagozyten [5xx].

6.1. [501] Schwere kongenitale Neutropenie und Kostmann-Syndrom

Synonym

Gruppe von Erkrankungen: Schwere angeborene Neutropenien, Kostmann-Syndrom

Führende Krankheitszeichen

Schwere bakterielle Infektionen

Pathogenese

Ausreifungsstopp der Myelopoese

Ätiologie

Genetischer Defekt: verschiedene Defekte: *ELA2* (Fehltransport der Elastase), *GFI1* (Repression der Elastase), GCSF-Rezeptor, *HAX-1* (Kontrolle der Apoptose, Kostmann-Syndrom), *G6PC3* (Glucose 6 Phosphatase, catalytic subunit 3)[146].

Erbgang: autosomal dominant, sporadisch, autosomal-rezessiv (Kostmann-Syndrom)

Klinik

Rezidivierende, schwere, zum Teil lebensbedrohliche bakterielle Infektionen: Pneumonien, Otitiden, Stomatiden, Peritonitis, Meningitis, Abszesse und Haut-/Schleimhautulzerationen. Eingeschränkte lokale Entzündungsreaktion mit geringer Eiterbildung. Mögliche Begleiterkrankungen umfassen Osteopenie, milde Splenomegalie und Vaskulitis. Bei *HAX1* auch neurologische Defizite (Entwicklungsverzögerung, Epilepsie), bei *G6PC3* auch cardiovaskuläre (z.B. Septumdefekte, Pulmonalvenenstenose) oder urogenitale Fehlbildungen (z.B. renale Dysgenesie, Maldescensus testis)[146, 147] beschrieben.

Krankheitsbeginn

Im 1. Lebensjahr

Diagnostik

Knochenmarkausstrich: Ausreifungsstopp neutrophiler Vorläuferzellen, keine/nur wenige reife Zellen der neutrophilen Zellreihe. Veränderung der Promyelozyten: Vakuolen, Kernatypien.

Labor: Durch wiederholte Differentialblutbilder bestätigte, chronische Neutropenie (≤ 200/µl). Häufig begleitende milde Anämie (Hb 10-12 g/dl) und Thrombozytose (bis 800.000/µl). Evtl. Erhöhung von Monozyten und Eosinophilie. **Erhöhte IgG-Spiegel.**

Therapie

Antibiotikatherapie und -prophylaxe. G-CSF kann Neutrophilenzahl erhöhen, aber nicht normalisieren. Stammzell-/Knochenmarkstransplantation.

Prognose

Ohne Stammzelltransplantation infaust. Mit Antibiotikatherapie und G-CSF überleben bis über zweites Lebensjahrzehnt möglich. Erhöhtes Risiko für akute myeloische Leukämie, erhöhtes Risiko für Myelodysplasie, insbesondere bei G-CSF in Dosierung ≥ 8 µg/kg Körpergewicht.

Differentialdiagnose

Zyklische Neutropenie [502], X-chromosomale Neutropenie [503], arzneimittelinduzierte Neutropenien, chronische, benigne Neutropenie, Autoimmunneutropenie, maligne Infiltration des Knochenmarks, Shwachman-Diamond Syndrom [509], Chediak-Higashi Syndrom [401]

Publikationen

Übersichtsarbeit Carlsson et al. 2001 [148], Welte et al. 2006 [149], Defekte in Phagozyten allgemein: Lekstrom-Himes et al. 2000 [123] Übersicht Gendefekte Klein et al. 2009 [146]

6.2. [502] Zyklische Neutropenie

Synonym

Cyclical neutropenia

Führende Krankheitszeichen

Periodisches Auftreten von Fieber, gegebenenfalls mit bakteriellen Infektionen.

Pathogenese

Rekurrierende Störung der Ausreifung hämatopoetischer Stammzellen. Periodendauer zwischen 18 und 22 Tagen, Dauer der Neutropenie pro Periode in der Regel vier bis acht Tage.

Ätiologie

Genetischer Defekt: *ELA2*-Gen (Elastase)

Erbgang: autosomal-dominant, sporadisch

Klinik

Klinisches Bild variabel, in Abhängigkeit von Dauer der Neutropenie. Bei neutropenischen Episoden ≤ 200/µl von ≥ 7 Tagen schwere, bakterielle Infektionen: Hautabszesse, Pneumonien, Lymphadenitiden, Stomatiden, Gingivitiden, Parodontitis. Letztere können zum Zahnverlust führen. Bei kürzeren neutropenischen Episoden sind schwere Infektionen selten.

Krankheitsbeginn

Bei schwerer Verlaufsform bereits in ersten Lebensmonaten.

Diagnostik

Knochenmarkausstrich: in Abhängigkeit vom Zykluszeitpunkt normale oder verminderte Zahl von Vorstufen der neutrophilen Granulozyten.

Labor: zyklisch wiederkehrende Neutropenie mit Zahlen < 500/µl. Evtl. zeitgleiche Einschränkung der Thrombopoese und Hämatopoese. Für die Diagnosestellung sind Blutbildkontrollen über 2 Monate (erst 2-mal pro Woche, dann 1-mal pro Woche) notwendig.

Therapie

G-CSF

Prognose

Gut. Ausheilung nach dem 10. Lebensjahr möglich. Kein Hinweis auf erhöhtes Risiko für Leukämie.

Differentialdiagnose

Andere Neutropenien [501, 503], Shwachman-Diamond Syndrom [509]

Publikationen

Übersicht Gendefekt/Pathogenese Ancliff et al. 2003 [150], Defekte in Phagozyten allgemein: Lekstrom-Himes et al. 2000 [123]

6.3. [503] X-chromosomale Neutropenie bei WASP Defekt

Synonym

X-linked severe congenital neutropenia, XLN

Führende Krankheitszeichen

Schwere, bakterielle Infektionen

Pathogenese

Defekt in der Autoregulation des veränderten WAS-Proteins, so dass dieses anhaltend aktiviert ist (im Gegensatz zum Wiskott-Aldrich Syndrom, mit partiellem oder komplettem Verlust der Funktion von WASP [301]). WASP reguliert das Aktin-Zytoskelett, eine anhaltende Aktivierung führt unter anderem zum Reifungsstopp auf der Stufe der Promyelozyten/Myelozyten.

Ätiologie

Genetischer Defekt: *WAS*-Gen

Erbgang: X-chromosomal

Klinik

Rezidivierende bakterielle Infektionen, klinisches Bild reicht von schwerer Neutropenie (siehe schwere kongenitale Neutropenie und Kostmann Syndrom [501]) bis zu milderen Verläufen[151-153].

Krankheitsbeginn

1. Lebensjahr

Diagnostik

Knochenmark: Myelodysplasie bei einigen Patienten

Labor: ausgeprägte Neutropenie, verminderte NK-Zellzahl, Thrombozyten im unteren Normbereich, verminderte B-Zellzahl, Anisozytose der Thrombozyten, vermindertes $CD4^+/CD8^+$ Verhältnis (nicht obligat), verminderter IgA Serumspiegel bei Konduktorinnen: Neutrophile, NK-Zellen und Thrombozyten im unteren Normbereich oder niedriger.

Therapie

G-CSF Gabe, Antibiotikaprophylaxe

Prognose

In Abhängigkeit von Ausprägung des Immundefektes

Differentialdiagnose

Andere kongenitale Neutropenien [501, 502]

Publikationen

Beel et al. 2009 [152]

6.4. [504] Leukozyten-Adhäsionsdefekte

Synonym

Gruppe von Krankheiten: Leukozytenadhäsionsdefekt LAD Typ 1, LAD Typ 2, LAD Typ 3.

Führende Krankeitszeichen

Bakterielle Infektionen und chronische Hautulzera.

Pathogenese

Unfähigkeit der Leukozyten, an Adhäsionsmoleküle auf Endothelzellen anzulagern und in entzündetes Gewebe einzuwandern.

Ätiologie

Genetischer Defekt: verschiedene Defekte: LAD Typ 1: *ITGB2*-Gen, (β2 integrin CD 18), notwendig ür Integrin; LAD Typ 2: *FUCT1*-Gen, notwendig für die Synthese des Sialyl-Lewis-X (CD15), den Ligand für Selektin; LAD Typ 3: vermutlich verschiedene Gene, u.a. *RASGRP2* Gen (kodiert CalDAG-GEF1, ein Integrin-Aktivator), somit Defekt in der Aktivierung von Integrinen (Defekt betrifft neben Leukozyten auch Thrombozyten), LAD Typ 3: auch *KINDLIN-3/FERMT3* [154]

Erbgang: autosomal-rezessiv

Klinik

Schwere rezidivierende Infektionen, verursacht durch Bakterien und Pilze: Otitis media, Sinustitis, Pneumonie, Stomatitis, Gingivitis, Peridontitis (Zahnverlust), Dermatitis, Lymphadenitis, Osteomyelitis, Abszesse der Haut und innerer Organe, sowie schlecht abheilende, ulzerierende, nekrotisierende Entzündungen, kaum Eiterbildung. Klassische Entzündungszeichen häufig nur schwach ausgeprägt, Darmperforationen können initial nahezu ohne Symptome verlaufen. Die immunologische Abwehr gegen Virusinfektionen ist nicht betroffen. Besonderheiten: LAD Typ 1: Omphalitis und verspäteter Abfall der Nabelschnur (≥ 3-4 Wochen, auch früherer Zeitpunkt (Tag 20) beschrieben[155]), Leukozytose[156]. LAD Typ 2: geringere Infektionen[155], zentrale neurologische Manifestationen: Mikrozephalie, Hirnatrophie, schwere psychomotorische Retardierung, Hypotonie und Krämpfe. Keine Bestimmung der AB0 Blutgruppe möglich (Bombay-Blutgruppe hh). LAD Typ 3: ähnlich LAD Typ 1, mit zusätzlicher Thrombozytenfunktionsstörung und hämorrhagischer Diathese[155]. Erhöhte Knochendichte (ähnlich Osteopetrose).

Krankheitsbeginn

In ersten Lebensmonaten

Diagnostik

Labor: Erhöhung der Leukozyten- und Granulozytenzahl im Blut, erniedrigt im entzündeten Gewebe. Fehlende Adhäsionsproteine bei LAD Typ 1 (CD18) und LAD Typ 2 [CD15s (Sialyl-Lewis-X)], Leukozyten-Migrationsstörung und Glanzmann Thrombasthenie bei LAD Typ 3

Therapie

Bei LAD Typ 1 und LAD Typ 3 Stammzelltransplantation. Bei LAD Typ 2 rein symptomatisch auf Grund neurologischer Manifestationen, orale Gabe von Fukose.

Prognose

Nach erfolgreicher Stammzelltransplantation normal.

Differentialdiagnose

Neutropenien [501-503]

Publikationen

Übersichtsarbeit Notarangelo et al. 2009 [157], Defekte in Phagozyten allgemein: Lekstrom-Himes et al. 2000 [123]

6.5. [505] Rac 2 Defekt

Führende Krankheitszeichen

Bakterielle Infektionen, Wundheilungsstörung, fehlende Eiterbildung

Pathogenese

Rac 2, ein "Regulator of actin cytoskeleton", stellt in Neutrophilen 60 % der gesamten Rac-Menge. Rac 2 reguliert das Aktin-Zytoskelett und ist notwendig für Adhäsion, Chemotaxis sowie O_2-Produktion (NADPH-Oxidase Aktivität)

Ätiologie

Genetischer Defekt: *Rac 2* Gen

Erbgang: autosomal-dominant

Klinik

Ähnlich LAD Typ 1 [504], schwere bakterielle Infektionen, verspäteter Abfall der Nabelschnur, schlechte Wundheilung, perirektale Abszesse, keine/kaum Eiterbildung[158, 159].

Krankheitsbeginn

In ersten Lebensmonaten

Diagnostik

Labor: Leukozytose, Neutrophilie. Phagozyten-Funktionstest: Defekte in Chemotaxis und Superoxid-Anion Produktion, verminderte Bakterizidie

Therapie

Stammzell-/Knochenmarkstransplantation

Prognose

Nach erfolgreicher Transplantation gut

Differentialdiagnose

LAD Typ 1 [504]

Publikationen

Übersichtsarbeit Gu et al. 2002 [160]

6.6. [506] β-Aktin Defekt

Führende Krankheitszeichen

Schwere, bakterielle und mykotische Infektionen, mentale Retardierung [161]

Pathogenese

β-Aktin ist für die schnelle Reorganisation des Zytoskelettes von Phagozyten wichtig. ACTB kodiert für zytoplasmatisches Aktin.

Ätiologie

Genetischer Defekt: *ACTB*

Erbgang: autosomal dominant

Klinik

Eine Patientin beschrieben mit: Photosensibilität, Stomatits, Keratokonjunktivitis, Otitis media,

Lungentuberkulose, Furunkulose, Polyarthralgie, Thrombozytopenie, leichter geistiger Behinderung, Kardiomegalien, Hepatomegalie, Hypothyroidismus.

Krankheitsbeginn

Kindesalter

Diagnostik

Labor: Leukopenie, erhöhtes IgE, CRP Erhöhung (persistierend)

Therapie

Bisher liegt nur ein Fallbericht vor. Die Patientin verstarb vor der Diagnosestellung an einer Infektion. Eine spezifische Therapie ist damit unbekannt.

Prognose

Offen

Differentialdiagnose

Septische Granulomatosen [510], LAD 1-3 [504]

Publikationen

Fallbeispiel mit Gendefekt Nunoi et al. 1999 [161]

6.7. [507] Lokalisierte juvenile Periodontitis

Synonym

Localized juvenile periodontitis, aggressive periodontitis

Führende Krankheitszeichen

Schwere Periodontitis mit Zahnverlust

Pathogenese

Defekt im Formylpeptid-Rezeptor (FPR1), einem Chemokinrezeptor, führt zu verminderter, durch bakterielles N-Formylpeptid (fMLF) getriggerte Chemotaxis. Dadurch bedingt verminderte Immunabwehr für Parodontose-verursachende Organismen, z.B. *Aggregatibacteur* (früher *Actinobacillus*) *actinomycetemcomitans*[162]

Ätiologie

Genetischer Defekt: *FPR1*

Erbgang: autosomal-rezessiv

Klinik

Schwere Periodontitis mit Verlust der Zähne[163, 164].

Krankheitsbeginn

Kinder, Jugendliche

Diagnostik

Die Diagnose wird zahnärztlich über den Lokalbefund gestellt.

Labor: die Mehrheit der Patienten zeigt eine gestörte Chemotaxis und eine reduzierte Expression des Glykoproteins GP110, sowie verminderte intrazelluläre Ca^{2+} Spiegel

Therapie

Zahnärztliche Sanierungsmaßnahmen (z.B. Plaque-Entfernung), kieferchirurgische Behandlung, orale Antibiotika

Prognose

Progressiver Verlauf im Jugend- und jungen Erwachsenenalter

Differentialdiagnose

Adulte Periodontitis, Papillon-Lefèvre Syndrom [508]

Publikationen

Übersichtsarbeit Kantarci et al. 2003 [165]

6.8. [508] Papillon-Lefèvre Syndrom

Synonym

Keratodermia palmo-plantaris diffusa Papillon-Lefèvre

Führende Krankheitszeichen

Parodontitis, palmoplantare Hyperkeratose

Pathogenese

Kathepsin C (CTCS = Cathepsin C) eine lysosomale Protease aktiviert Serin-Proteasen, unter anderem in Phagozyten[166]

Ätiologie

Genetischer Defekt: *CTCS* Gen[167]

Erbgang: autosomal-rezessiv

Klinik

Gehäufte bakterielle Infektionen. Auswirkungen insbesondere auf die Zähne: Gingivitis, Periodontitis, Osteolyse der Alveolen, Zahnverlust von Milch- und bleibenden Zähnen. Deutlich abgrenzbare Palmoplantarkeratosen mit Übergreifen auf Hand-/Fußrücken, Ferse, Knöchel, Knie, Ellenbogen, palmoplantare Hyperhidrose, Nagelveränderungen. Gehäuftes Auftreten von Melanomen[168, 169].

Krankheitsbeginn

Kleinkindalter, Keratosen schon bei Geburt möglich, entwickeln sich meist jedoch parallel zur Dentition

Diagnostik

Labor: in parodontalen Zahnfleischtaschen gehäuft *Actinobacillus actinomycetemcomitans*

Therapie

Keratosen: systemische Retinoidtherapie wirksamer als Keratolyse mit Salicylsäure oder Steroide, Parodontose: schwierig, orale Hygiene, Debridement, Antibiotika (Cotrimoxazol), Zahnextraktion, wenn kein Erhalt möglich, evtl. Aufbau der Alveolarknochen, Titan-Zahnimplantate[170]

Prognose

Das zweite Gebiss geht im Jugendlichenalter verloren.

Differentialdiagnose

Chediak Higashi Syndrom [401], Lokalisierte juvenile Periodontitis [507], palmoplantare Keratoderma Unna-Thost

Publikationen

Übersichtsartikel Dhanrajani 2009 [171]

6.9. [509] Shwachman-Diamond Syndrom

Synonym

SDS, Shwachman-Bodian-Diamond Syndrom, SBDS

Führende Krankheitszeichen

Exokrine Pankreasinsuffizienz, Dysfunktion der Myelopoese.

Pathogenese

Funktion des Gens bislang unbekannt. Bei SDS ist die Hämatopoese gestört, reduzierte Zahl von Stammzellen, Stammzellen zeigen eine hohe Apoptoserate[172]

Ätiologie

Genetischer Defekt: *SBDS*-Gen

Erbgang: autosomal-rezessiv

Klinik

Klinisches Bild der Neutropenie (98 %) mit chronischen, rezidivierenden Infektionen der Nasennebenhöhlen, Lungen, Knochen, Haut, Urogenitaltrakt. Erregerspektrum Bakterien und Pilze. Abszesse enthalten wenig Eiter. Darüber hinaus zusätzlich auch T- und B-Zell Defekte möglich. Anämie (40 %), auch Panzytopenie. Exokrine Pankreasinsuffizienz (insbesondere fettige Degeneration des Pankreas) mit daraus resultierender Maldigestion, Diarrhoe und Gedeihstörung. Metaphysäre Chrondrodysplasie, insbesondere an Femur und Rippen, mit Minderwuchs. Renaltubuläre Funktionsstörung, Hepatopathie, Hepatomegalie. Ekzematöse, ichthyosiforme Hauterscheinungen[173].

Krankheitsbeginn

Gedeihstörung in ersten Lebensjahren.

Diagnostik

Knochenmark: hypoplastisch, dysplastisch, Verminderung der Vorstufen der neutrophilen Granulozyten. Auch Normalbefund möglich.

Labor: Neutropenie, evtl. zusätzlich Anämie, Thrombozytopenie, Panzytopenie, evtl. Hypogammaglobulinämie

Therapie

Substitution von Pankreasenzymen. eventuell G-CSF. Knochenmarkstransplantation kompliziert durch begleitende Defekte.

Prognose

Auftreten von myelodysplastischem Syndrom und Leukämien im Krankheitsverlauf (auch ohne G-CSF Therapie).

Differentialdiagnose

Andere Neutropenien [501-503], evtl. auch CVID [204] [174]

Publikationen

Übersichtsarbeit Burroughs et al. 2009 [175]

6.10. [510] Septische Granulomatosen

Synonym

Progressiv-septische Granulomatosen, Chronic granulomatous disease, CGD

Führende Krankheitszeichen

Schwere Infektionen durch Bakterien und Pilze, Abszesse (Haut und innere Organe), Granulome

Pathogenese

Störung der Mikrobenabtötung durch O_2-Metabolite (O_2^-, H_2O_2, OH-Radikale, HOCl) bei intakter Phagozytose.

Ätiologie

Genetischer Defekt: verschiedene Defekte in den Untereinheiten der NADPH Oxidase: $gp91^{phox}$, $p22^{phox}$, $p47^{phox}$, $p67^{phox}$ [123]

Erbgang: X-chromosomal (ca. 70 % der Patienten durch Defekt der $gp91^{phox}$), autosomal-rezessiv ($p22^{phox}$, $p47^{phox}$, $p67^{phox}$)

Klinik

Sehr variables klinisches Bild. Wachstumsstörung. Zu Beginn Pyodermie, Lymphadenitis, Pneumonie, Hepatosplenomegalie. Rezidivierende Abszesse an Haut, Schleimhäuten, Lunge, Milz, Leber, Darm, Lymphknoten mit schlechter Wundheilung, spontaner Perforation nach außen und Fistelbildung. Bronchiektasen. Colitis. Osteomyelitis[176] Kardiomyopathie bei McLeod Phänotyp (bei gp91phox-Mangel möglich). Bildung dickwandiger Abszesshöhlen und auffallend großer Granulome. Durch Granulome und Fibrose bedingte sekundäre Organdysfunktionen (z.B. Lungenfibrose). Granulome in Hohlorganen können zu Stenosen führen (z.B. Antrumstenose, Ureterstenose). Infektionen vor allem durch *Staphylococcus aureus* und *Aspergillus* Spezies. Abwehr gegen virale Infektionen ungestört.

Konduktorinnen können Symptome wie Infektionsanfälligkeit, rezidivierende Stomatitis mit Ulzera, Gelenkbeschwerden, Photosensibilität der Haut oder diskoider Lupus erythematodes aufweisen[176].

Krankheitsbeginn

Meist in den ersten Lebensmonaten, auch spätere Manifestationen beschrieben[177]

Diagnostik

Labor: Messung der Sauerstoffradikalbildung in Neutrophilen nach Stimulation (DHR-Test) (mittels Durchflusszytometrie), Nachweis des Gendefektes

Zur Überwachung: Lungenfunktionsuntersuchung, sonographische Untersuchungen der Organe, evtl. weitere bildgebende Verfahren

Therapie

Antibiotische und antimykotische Prophylaxe, gezielte antibiotische/antimykotische Therapie mit längerer Therapiedauer bei Infektionen. Evtl. IFNγ. Obstruierende Granulome sprechen auf Kurzzeit-Kortikoidtherapie an[176]. Ggf. Abszess Operation. Gegebenenfalls Stammzelltransplantation. Erste Behandlungen mit Gentherapie bei fehlendem passenden Stammzellspender. Impfungen indiziert, bis auf BCG.

Prognose

Hohe Letalität, schwerere Verlaufsform bei X-chromosomal rezessiver Form.

Differentialdiagnose

Allergisch bronchopulmonale Aspergillose, Lungen-Sarkoidose, Morbus Crohn, Tuberkulose, Autoimmun-/autoinflammatorische Erkrankungen. Neutrophilen Glukose-6 Phosphat Dehydrogenase Mangel [511], IRAK4 Defekt [602], MyD88 Defekt [906]

Publikationen

Übersichtsarbeit Rosenzweig 2008 [176]

6.11. [511] Neutrophilen Glukose 6 Phosphat-Dehydrogenase Defekt

Synonym

G6PD deficiency

Führende Krankheitszeichen

Hämolytische Anämie

Pathogenese

Defekt in G6PD führt zur verminderter O_2-Produktion (über NADPH) und damit zu verminderter Fähigkeit, Erreger abzutöten

Ätiologie

Genetischer Defekt: *G6PD* Gen

Erbgang: X-chromosomal

Klinik

Phasen von hämolytischer Anämie, diese kann durch Nahrungsmittel (Bohnen), Infektionen und Medikamente getriggert werden. Bei Restenzymaktivität von <5 % klinisches Bild ähnlich der septischen Granulomatose [510]. Erhöhte Anfälligkeit für bakterielle und mykotische Infektionen. Bei Restenzymaktivität >20 % in der Regel keine Störung der Neutrophilenfunktion[178-180]

Krankheitsbeginn

Abhängig von Ausprägung des Gendefekts/der Restaktivität des Enzyms

Diagnostik

Labor: Messung der G6PD-Aktivität. Neutrophilenfunktionstest: Messung der Sauerstoffradikalbildung in Neutrophilen nach Stimulation

Therapie

Antibiotikaprophylaxe abhängig vom klinischen Bild. Cave: keine Antibiotika, welche Attacke einer hämolytischen Anämie triggern könnten. Vermeidung von weiteren Medikamenten, die Schub auslösen können.

Prognose

Abhängig von Ausprägung des Immundefektes

Differentialdiagnose

Septische Granulomatosen [510]

Publikationen

Übersichtsarbeit Neutrophilendefekte Spickett 2008 [178]

6.12. [512] Mendelsche Anfälligkeit für Erkrankung durch Mykobakterien

Synonym

"Mendelian susceptibility to mycobacterial disease", MSMD[181], Mykobakterien-spezifische Immundefekte. Störung von IL-12, IL-12 Rezeptor und IFNγ-Rezeptor

Führende Krankheitszeichen

Disseminierte Infektion durch Mykobakterien (nicht-tuberkulöse und M. tuberkulosis) oder durch BCG (Bacille Calmette-Guérin) nach Impfung, bei einigen Patienten auch durch Salmonellen.

Pathogenese

Störung in der IFNγ-IL-12-Achse, damit Defekt in der Abwehr intrazellulärer Erreger. In Abhängigkeit vom Gendefekt: Fehlende oder reduzierte Zellantwort auf IFNγ durch verminderte Expression des IFNγ-Rezeptors oder verminderte Affinität zu IFNγ. Gestörte Signaltransduktion bei Defekt von STAT1. Reduzierte Produktion von IFNγ bei Defekten von IL-12 oder dessen Rezeptor.

Ätiologie

Genetischer Defekt: heterogen: *IFNγR1, IFNγR2, STAT1, IL-12β, IL-12R β1.*

Erbgang: heterogen: sporadisch, autosomal-rezessiv, autosomal-dominant, X-chromosomal rezessiv

Klinik

Variabel. Gestörte IFNγ-vermittelte Immunität mit erhöhter Anfälligkeit für Infektionen mit Mykobakterien. Disseminierte, schwere Infektionen einschließlich multifokaler, mykobakterieller Osteomyelitis. Wiederkehrende oberflächliche Abszesse mit Fistelbildung. Lymphadenopathie. Teils erhöhte Anfälligkeit für Infektionen mit Salmonellen und CMV. Bei STAT1 Defekt auch Enzephalitis durch Herpes Simplex Virus[182].

Krankheitsbeginn

Bei schwerer Verlaufsform innerhalb der ersten Lebensjahre

Diagnostik

Bildgebend: Nachweis von Granulomen (lepromatös oder tuberkulös)

Labor: Durchflusszytometrischer Nachweis des Fehlens des IFNγ-Rezeptors, funktionelle Tests (Zellantwort auf IFNγ; bzw. auf IL-12)

Therapie

Abhängig vom Defekt: antibiotische/antimykobakterielle Therapie, ggf. IFNγ. ggf. Entfernung von Infektionsherden. Bei schwerem Defekt von IFNγ-Rezeptor: Stammzelltransplantation.

Prognose

Abhängig vom Ausmaß der Funktionsstörung: Bei Ausbildung von lepromatösen Granulomen schlecht, bei tuberkuloiden Granulomen gut.

Differentialdiagnose

NEMO-Defekte [907], SCID [101-111]

Publikationen

Übersichtsarbeit Al Muhsen et al. 2008 [181], Bustamente et al. 2008 [183]

6.13. [904] Neutropenie assoziiert mit Glykogenose Typ Ib

Synonym

Neutropenie assoziiert mit Glykogenspeichererkrankung Typ Ib

Führende Krankheitszeichen

Hepatomegalie, Nüchternhypoglykämie und Laktatazidose, bakterielle Infektionen.

Pathogenese

Speicherkrankheit mit Unfähigkeit, Glykogen in Glucose umzuwandeln. Pathogenese der Neutropenie unklar.

Ätiologie

Genetischer Defekt: Defekt im Transport von Glukose-6-Phosphat, *Glukose-6-Phosphat Translokase* Gen auf Chromosom 11q23.3 [184]

Erbgang: autosomal-rezessiv

Klinik

Symptome der Glykogenspeicherkrankung: ausgeprägte Hepatomegalie, Nüchternhypoglykämie, Wachstumsstörung, Laktatazidose, Hyperlipidämie, erhöhte Harnsäurespiegel, Gicht, Puppengesicht, normale Intelligenz. Gerinnungsstörung. Symptome der Neutropenie/Neutrophilen-Dysfunktion: schwere bakterielle Infektionen mit geringer Eiterbildung. Mundaphthen. Chronisch entzündliche Darmerkrankung.

Krankheitsbeginn

Schwere bakterielle Infektionen in ersten Lebensmonaten möglich

Diagnostik

Labor: Hypoglykämie, Hyperlipidämie, Hyperurikämie, Laktatazidose. Erhöhte IgG Spiegel. Neutrophilenfunktionstests zeigen gestörte Spontanmigration und Chemotaxis. Molekulargenetischer Nachweis des Gendefektes.

Therapie

Diätnahrung (möglichst konstante Bereitstellung von Kohlenhydraten, einschließlich über Nacht). GM-CSF sowie G-CSF.

Prognose

In Abhängigkeit von Ausprägung der Neutropenie

Differentialdiagnose

Andere Neutropenien [501-503]

Publikationen

Übersichtsarbeit Melis et al. 2003 [184], Visser et al. 2000 [185]

6.14. [905] Barth Syndrom

Synonym

Keine

Führende Krankheitszeichen

Kardiomyopathie, rezidivierende Infektionen, Kleinwuchs

Pathogenese

Mutationen im *TAZ*-Gen (Tafazzin) auf dem X-Chromosom (Xq28). Tafazzin spielt eine wichtige Rolle in der Atmungskette der Mitochondrien.

Ätiologie

Genetischer Defekt: *TAZ*-Gen

Erbgang: X-chromosomal

Klinik

Rezidivierende Infektionen, häufig Diarrhoen, Sepsis, Aphthen. Kardiale Befunde: dilatative Kardiomyopathie, muskuläre Hypoplasie, Myopathie, Wachstumsretardierung, Gedeihstörung, Osteoporose, metabolische Azidose, Hypoglykämie

Krankheitsbeginn

Erste Lebenstage/-wochen

Diagnostik

Ultraschall: zunächst hypertrophe, dann dilatative Kardiomyopathie.

Histologie: Endocardfibroelastose möglich

Labor: zyklische Neutropenie

Therapie

Herztransplantation

Prognose

Auf Grund Herzversagen oder Neutropenie evtl. fatal in ersten Lebenstagen, auch Überleben bis ins Erwachsenenalter möglich.

Publikation

Fallbeschreibung und Übersichtsarbeit Yen et al. 2008 [186]

Defekte der "innate immunity" [6xx]

7. Defekte der "innate immunity" [6xx]

Krankheit	PID Steckbrief
1. Anhidrotische Ektodermaldysplasie mit Immundefekt (EDA-ID)	als Gruppe 1,2 [601]
2. Anhidrotische Ektodermaldysplasie mit Immundefekt (EDA-ID)	als Gruppe 1,2 [601]
3. IL-1-Rezeptor assoziierte Kinase 4 (IRAK4)-Mangel	[602]
4. WHIM (Warzen, Hypogammaglobulinämie, Infektionen, Myelokathexis)-Syndrom	[603]
5. Epidermodysplasia verruciformis	nein
6. Herpes simplex Enzephalitis (autsom-rez.)	[604]
7. Herpes simplex Enzephalitis (autosom-dom.)	[604]
Weitere, bislang nicht in der IUIS Klassifikation aufgeführte Defekte der "innate immunity" [9xx]	
Primärer Immundefekt	PID Steckbrief
MyD 88	[906]
NEMO Defekt (z. Zt. nicht als separate Entität in IUIS-Klassifikation enthalten)	[907]

Tab. 7.1: IUIS Klassifikation[1]: Defekte der "innate immunity" [6xx].

7.1. [601] Anhidrotische Ektodermaldysplasien mit Immundefekt

Synonym

Anhidrotische ektodermale Dysplasien mit Immundefekt, EDA-ID

Führende Krankheitszeichen

Fehlende/verminderte Schweißproduktion mit trockener Haut, fehlendes oder schütteres Haar, fehlende oder reduzierte Zahnbildung mit konischen Schneidezähnen[187, 188]

Pathogenese

Durch Gendefekte wird nach Zell-Aktivierung der Transkriptionsfaktor NFκB nicht ausreichend aktiviert. Die Expression inflammatorischer Gene für die Produktion u.a. von Zytokinen ist somit nicht möglich.

Ätiologie

Genetischer Defekt: NF-kappa B essential modulator (*NEMO*-Gen), *IκBα*-Gen

Erbgang: X-chromosomal rezessiv (*NEMO*), autosomal dominant (*IκBα*)

Klinik

Sehr breites klinisches Bild, sehr variabel. Gehäufte Infektionen durch Pneumokokken, Staphylokokken, andere Eitererreger, Salmonellen, Mykobakterien und Herpesviren. Durch fehlende Zytokinausschüttung können bei Septikämien Symptome wie Fieber, Schock oder Anstieg von CRP fehlen. Das Fehlen von Schweißdrüsen kann zu einer gestörten Thermoregulation mit episodischen Fieberschüben führen. Morphologische Auffälligkeiten umfassen fehlende ekkrine und apokrine Schweißdrüsen, schütteres Haar, fehlende Augenbrauen, Nageldystrophie, Zahnbildungsstörung wie konische, fehlende oder verminderte Anzahl der Zähne[189]. Bei NEMO Defekt [111] evtl. auch Osteopetrose und Lymphödem (OL-EDA-ID)[188, 189]. Auch Verläufe von ansonsten gesunden Kindern, jedoch mit rekurrenten Infektionen mit Pneumokokken beschrieben[190], sowie mit Immundefekt und NEMO-Mutation, jedoch ohne EDA[191]

Krankheitsbeginn

Frühe Kindheit

Diagnostik

Labor: Fehlen von Antikörpern gegen Polysaccharide (NEMO). Screening-Test: IL-10 Produktion von Leukozyten nach Stimulation durch TNFα (unzuverlässig!). Mutationsanalyse des betroffenen Gens.

Therapie

Antibiotika bereits bei Infektverdacht. Immunglobulinsubstitution. Erfolgreiche Stammzelltransplantation bezüglich der T-Zell Funktion wurde beschrieben[192].

Prognose

Eingeschränkt durch mykobakterielle Infektionen, häufige bakterielle Infektionen, Bronchiektasen.

Differentialdiagnose

IRAK4 Mangel [602], MyD88-Mangel [906], Defekt des CRAC-Kanals [109] u.a. SCID oder CID-Varianten [101-111]

Publikationen

Übersichtsarbeiten Döffinger et al. 2001 [189], Puel et al. 2005 [193], Bustamante et al. 2008 [183]

7.2. [602] IL-1-Rezeptor assoziierte Kinase 4 Mangel

Synonym

IRAK4-Mangel

Führende Krankheitszeichen

Rezidivierende, septisch verlaufende Infektionen durch Pneumokokken, Staphylokokken und andere Eitererreger.

Pathogenese

Synthesestörung der für die Signalweiterleitung der meisten Toll-like-Rezeptoren und IL-1 Rezeptoren notwendigen IL-1-Rezeptor-assoziierten Kinase (IRAK4), führt zur verminderter Produktion von IL-1, IL-6, IL-12, IL-18, TNFα und anderen Zytokinen.

Ätiologie

Genetischer Defekt: *IRAK4* Gen

Erbgang: autosomal-rezessiv

Klinik

Schwere, rezidivierende Infektionen mit vornehmlich Pneumokokken und Staphylokokken, aber auch anderen Eitererregern. Evtl. verspäteter Abfall der Nabelschnur (> 30 Tage[194]). Infektionen sind häufig begleitet von geringen Entzündungszeichen, niedrigem CRP und Neutropenie. Auch Verläufe von ansonsten gesunden Kindern, jedoch mit rekurrenten Infektionen mit Pneumokokken beschrieben[190].

Krankheitsbeginn

Frühe Kindheit

Diagnostik

Labor: Screening-Test: IL-6 Produktion in Leukozyten auf Stimulation mit TLR-Agonisten und IL-1β.

Therapie

Prophylaktische antibiotische Therapie, Impfungen gegen bakterielle Erreger insbesondere Pneumokokken und Meningokokken, frühzeitige intravenöse antibiotische Therapie bei Verdacht auf bakterielle Infektion, ggf. Immunglobulinsubstitution, Ziel: Spiegel IgG ≥ 7-9 g/l.

Prognose

Besserung der Symptomatik mit zunehmendem Alter. Hohe Letalität im Kleinkindalter[195].

Differentialdiagnose

Anhidrotische ektodermale Dysplasie mit Immundefekt [601], MyD88 Defekt [906], Neutropenien [501,502], funktionelle Phagozytendefekte (Septische Granulomatosen [510] u.a.)

Publikationen

Übersichtsarbeit Bustamante et al. 2008 [183]

7.3. [603] WHIM-Syndrom

Synonym

Warzen, Hypogammaglobulinämie, Infektionen und Myelokathexis

Führende Krankheitszeichen

Warzen, HPV sowie EBV Infektionen, Infektionen mit bekapselten Bakterien.

Pathogenese

Störung der Migration von Leukozyten zwischen den Kompartimenten Knochenmark, Blut und lymphatischen Organen[157]. Reife, neutrophile Granulozyten können das Knochenmark nicht verlassen, dadurch bedingte Neutropenie. Durch B-Zell Lymphopenie bedingte Hypogammaglobulinämie.

Ätiologie

Genetischer Defekt: Chemokinrezeptor *CXCR4* [196], Rezeptor für *CXCL 12*

Erbgang: autosomal-dominant

Klinik

Gehäufte Infektionen der oberen und unteren Luftwege, die gut auf Antibiotika ansprechen. Im Gegensatz zu anderen Neutropenien in der Regel keine lebensbedrohlichen Infektionen, da im Rahmen von Infektionen vermehrt Neutrophile aus dem Knochenmark freigesetzt werden[157]. Entwicklung von Bronchiektasen möglich. Periodontitis. Erhöhte Anfälligkeit gegenüber Infektionen mit humanen Papillomviren (HPV) und Ebstein Barr (EBV). Häufig Warzen, condylomata acuminata, Genitaldysplasie, Karzinome. EBV-B-Zell Lymphome, lymphoproliferative Erkrankungen.

Krankheitsbeginn

Infektionen: frühe Kindheit. Warzen: oft erstes Auftreten während der Pubertät

Diagnostik

Labor: Neutropenie. Gering ausgeprägte Hypogammaglobulinämie, teils spezifische Antikörper nachweisbar.

Knochenmark: granulozytäre Hyperplasie, übersegmentierte Granulozyten mit normaler Funktion.

Therapie

G-CSF und/oder Immunglobulinsubstitution, frühzeitige Exstirpation von Warzen

Prognose

In der Regel keine Beeinträchtigung der Entwicklung. Erhöhtes Risiko für Dysplasien, Karzinome (HPV), Lymphome (EBV).

Differentialdiagnose

Andere Neutropenien [501-503], andere Hypogammaglobulinämien [201-204], NEMO Defekt [907], funktionelle Phagozytendefekte (Septische Granulomatosen [510] u.a.)

Publikationen

Übersichtsartikel Kawai et al. 2009 [197]

7.4. [604] Herpes Simplex Enzephalitis assoziierte Defekte

Synonym

HSE

Führende Krankheitszeichen

HSV Meningoenzephalitis

Pathogenese

Zur Eindämmung einer HSV-1 Infektion im zentralen Nervensystem (ZNS) scheint dem Toll-like Rezeptor 3 (TLR3) eine besondere Bedeutung zuzukommen. Ein Defekt im TLR3 bewirkt eine verminderte Produktion von IFN-α, -β, -λ, welche wichtig für die Virusbekämpfung sind. Ebenso bewirkt ein Defekt im UNC-93B, ein Protein des endoplasmatischen Retikulums, welches an der Aktivierung verschiedener TLR beteiligt ist, eine erhöhte Anfälligkeit für eine HSV-1 Infektion des ZNS. Außerhalb des ZNS scheint dieser Defekt durch andere Mechanismen kompensierbar zu sein[198, 199].

Ätiologie

Genetischer Defekt: *UNC93B1* [198], sowie *TLR3* [199], beide beteiligt an Bildung von IFN-α, -β, -λ

Erbgang: *UNC93B1*: autosomal rezessiv, *TLR3*: autosomal dominant

Klinik

Erhöhte Anfälligkeit für Herpes Simplex Enzephalitis mit akut-nekrotisierender Temporallappenenzephalitis, mit Fieber, Kopfschmerz, Störung der Gedächtnisleistung, Verhaltensänderung, Paralyse, Konvulsionen, Koma. Keine generell erhöhte Infektionsanfälligkeit für andere Erreger[198, 199].

Krankheitsbeginn

Im Kindesalter (erste HSV-1 Infektion), bei TLR3 Defekt sind auch Fälle beschrieben, die trotz positiver Serologie zu HSV-1 (d.h. Nachweis einer früheren HSV-1 Infektion) keine HSE entwickelt haben (möglicherweise inkomplette klinische Penetranz des Gendefektes?)

Diagnostik

Labor: Zytokinproduktion auf Stimulation, Nachweis des Gendefektes

Therapie

Aciclovir; zusätzlich IFN-α wird diskutiert

Prognose

Mit Einführung von Aciclovir Senkung der Sterblichkeit, doch viele Patienten behalten bleibende neurologische Schädigungen.

Differentialdiagnose

NEMO-Defekt [907], vollständiger, autosom-re. STAT1 Defekt [512].

Publikationen

Übersichtsarbeit: Zhang et al. 2007 [199]

7.5. [906] MyD88

Synonym

MyD88 Mangel

Führende Krankheitszeichen

Identisch mit IRAK 4 Defekt [602]: Rezidivierende, septisch verlaufende Infektionen durch Pneumokokken, Staphylokokken und andere Eitererreger während der zehn ersten Lebensjahre.

Pathogenese

Synthesestörung des Proteins MyD88, das für die Signalweiterleitung der meisten TLR und IL-1 Rezeptoren verantwortlich ist.

Ätiologie

Genetischer Defekt: *MyD88* Gen

Erbgang: autosomal rezessiv

Klinik

Siehe IRAK 4 Defekt: Schwere, rezidivierende Infektionen, vornehmlich durch Pneumokokken und Staphylokokken (*S. aureus*), aber auch andere Eitererreger (*P. aeruginosa*). Evtl. verspäteter Abfall der Nabelschnur. Infektionen sind häufig begleitet von geringen Entzündungszeichen, niedrigem CRP und Neutropenie.

Krankheitsbeginn

Frühe Kindheit

Diagnostik

Labor: Screening-Test: IL-6 Produktion in Leukozyten nach Stimulation mit TLR-Agonisten und IL-1β.

Therapie

Prophylaktische antibiotische Therapie, Impfungen gegen bakterielle Erreger insbesondere Pneumokokken und Meningokokken, frühzeitige intravenöse antibiotische Therapie bei Verdacht auf bakterielle Infektion, ggf. Immunglobulinsubstitution.

Prognose

Besserung der Symptomatik mit zunehmendem Alter. Hohe Letalität im Kleinkindalter

Differentialdiagnose

IRAK4 Defekt [602], Anhidrotische ektodermale Dysplasie mit Immundefekt [601], Neutropenien [501, 502], funktionelle Phagozytendefekte (Septische Granulomatosen [510] u.a.)

Publikationen

von Bernuth et al. 2008 [200]

7.6. [907] NEMO

Synonym

In Abhängigkeit vom klinischen Bild: Zugehörigkeit zur Gruppe der XL-EDA-ID (X-linked anhidrotic ectodermal dysplasia with immunodeficiency, X-chromosomale anhidrotische Ektodermaldysplasie mit Immundefekt [601]), Incontinentia pigmenti (IP), Bloch Sulzberger Syndrom, Hyper-IgM Syndrom [205]

Führende Krankheitszeichen

Gehäuft Infektionen mit Anomalien an Zähnen (konische Schneidezähne, fehlende Zähne), Haut, schütteres Haar, jedoch auch Patienten mit Immundefekt aber ohne EDA beschreiben[201]

Pathogenese

NEMO (nuclear factor-κB essential modulator) ist die regulatorische Komponente der IκB Kinase (IKK), welche als Aktivator des NF-κB Signalweges fungiert. NF-κB wiederum spielt eine wichtige Rolle bei immunologischen und entzündlichen Reaktionen und verhindert Apoptose nach TNF-α Stimulation. Zahlreiche Mutationen wurden bei NEMO beschrieben, die sich teils in unterschiedlichen klinischen Phänotypen manifestieren. Insbesondere bei Incontinentia pigmenti: erhöhte Apoptoserate nach TNF-α Stimulation[202].

Ätiologie

Genetischer Defekt: nuclear factor-κB essential modulator (*NEMO*, andere Bezeichnung: IKKγ)

Erbgang: bei XL-EDA-ID: X-chromosomal rezessiv, bei IP: X-chromosomal dominant

Klinik

Bei XL-EDA-ID: Hypo-/Anhidrose, Hypo-/Atrichose, Hypo-/Adontie, konische Schneidezähne, evtl. Osteopetrose und Lymphödem, schwere bakterielle Infektionen, Arthritiden, Pneumonie, besonders durch Pneumokokken. Auch hypomorphe Mutationen sind beschrieben, die neben dem

Immundefekt nur eine Dysmorphie der Schneidezähne aufwiesen[188] siehe auch EDA-ID [601]

bei IP: letal beim männlichen Geschlecht. Bei weiblichen Trägerinnen des Gens: Hyper- und Hypopigmentierung der Haut, Netzhautablösung mit Erblindung, mentale Retardierung, epileptische Anfälle, sowie Defekte wie bei EDA: Alopezie, Nageldystrophie, konische oder fehlende Zähne, Lymphödem, Osteopetrose[202].

bei Hyper IgM Syndrom: siehe dort [205]

Krankheitsbeginn

Frühe Kindheit

Diagnostik

Labor: bei XL-EDA-ID: gestörte Immunantwort auf Polysaccharide, Antwort auf konjugierte Impfstoffe kann normal sein[188].

Therapie

Ggf. Substitution mit Immunglobulinen

Prognose

Abhängig vom klinischen Phänotyp

Differentialdiagnose

Auf Grund der Breite des klinischen Bildes viele DD möglich, u.a. Defekte der "innate immunity" und der Polysaccharidspezifischen Antikörperbildung.

Publikationen

NEMO Defekt bei Hyper IgM Syndrom z. B. Jain et al. 2001 [54], bei Incontinentia pigmenti z.B. Aradhya et al. 2001 [202], mit XL-EDA-ID z.B. Ku et al. 2005 [188], Puel et al. 2005 [193]; Hanson et al. 2008 [203], allgemein: Courtois et al. 2006 [204]

Komplementdefekte [8xx]

8. Komplementdefekte [8xx]

Lfd. Nr.	Primärer Immundefekt	PID Steckbrief
1	C1q Defekt	als Gruppe [801]
2	C1r Defekt	als Gruppe [801]
3	C1s Defekt	als Gruppe [801]
4	C4 Defekt	als Gruppe [801]
5	C2 Defekt	als Gruppe [801]
6	C3 Defekt	als Gruppe [801]
7	C5 Defekt	als Gruppe [801]
8	C6 Defekt	als Gruppe [801]
9	C7 Defekt	als Gruppe [801]
10	C8α Defekt	als Gruppe [801]
11	C8β Defekt	als Gruppe [801]
12	C9 Defekt	als Gruppe [801]
13a	C1-Inhibitor (Homozygotie)	als Gruppe [802]
13b#	C1-Inhibitor (Heterozygotie)	als Gruppe [802]
14	Faktor I	als Gruppe [803]
15	C4-bindendes Protein	als Gruppe [803]
16a	Faktor H (Homozygotie)	als Gruppe [803]
16b	Faktor H (Heterozygotie)	als Gruppe [803]
17	Faktor D	als Gruppe [803]
18	Properdin	als Gruppe [803]
19	MBL-Mangel	als Gruppe [804]
20	MASP2-Mangel	als Gruppe [804]
21	Complement Rezeptor 3 Defekt	nein
22	Membran-Cofaktor (CD46) Defekt	nein
23	MAC Inhibitor (CD59) Defekt	nein
24	Paroxysmale nocturnale Haemoglobuinurie	[805]

Tab. 8.1: IUIS Klassifikation[1]: Komplementdefekte [8xx]*.

*Tabelle 7 der IUIS Klassifikation listet autoinflammatorische Erkrankungen, welche nicht in diese Publikation aufgenommen wurden.

8.1. [801] Defekte der Komplementfaktoren C1 - C9 (=klassischer Weg)

Führende Krankheitszeichen

Rezidivierende bakterielle Infektionen, insbesondere durch Meningokokken (besonders Defekte der terminalen Komplementfaktoren C5-C9). Autoimmunerkrankungen im Sinne von SLE oder SLE-ähnlich (besonders bei Defekten der frühen Komplementfaktoren C1, C4 und C2).

Pathogenese

Die Komplementaktivierung mit Bildung des sogenannten Membran-Attacke-Komplexes C5b-C9 (MAK) führt zur Abtötung von bekapselten Bakterien und ist insbesondere für die Abwehr gegen Pneumokokken und Meningokokken wichtig. Störung in der Bildung dieses MAK führt zur erhöhten Anfälligkeit gegenüber diesen Erregern. Komplement ist ebenfalls wichtig für die Elimination von Immunkomplexen. Fehlen C1, C4 oder C2, werden Immunkomplexe unzureichend mit

C3b beladen und somit mangelhaft eliminiert (möglicher Faktor in der Pathogenese der Autoimmunität).

Ätiologie

Genetische Defekte: je nach Komplementfaktor unterschiedliches Gen betroffen

Erbgang: fast immer autosomal-rezessiv, C1-INH autosomal dominant, Properdin X-chromosomal

Klinik

Erhöhte Infektionsanfälligkeit für bakterielle Infektionen, insbesondere durch Meningokokken, *Streptococcus pneumoniae* und *Haemophilus influenzae.* Darüber hinaus Autoimmunphänomene[73], SLE-ähnliches Krankheitsbild bei Defekten im frühen klassischen Weg der Komplementaktivierung (C1, C2 und C4), mit Glomerulonephritis, bei C2 Defekt auch Vaskulitis und Polymyositis. C3 Defekt auch mit membranoproliferativer Glomerulonephritis[205]. Bei Defekten der frühen Komponenten im klassischen Aktivierungsweg einschließlich C3 häufig Infektionen mit Pneumokokken. Insbesondere bei terminalen Komplementdefekten (C5-C9): rekurrierende Infektionen mit *N. meningitidis* [205-207], diese scheinen jedoch milder zu verlaufen (Mortalität 1,5 %) als bei Personen ohne Komplementdefekt[208]. Schwere Verläufe von Meningokokken-Infektionen wurden bei Properdinmangel [803] beschrieben (notwendig für Aktivierung im alternativen Weg)[209].

Krankheitsbeginn

In allen Altersgruppen beschrieben, einzelne Defekte schon im Säuglingsalter

Diagnostik

Labor: Globale Funktionsteste CH50 und AP50. Wenn CH50 Testergebnis gleich Null und AP50 normal: Defekt bei C1, C4 oder C2. Sind beide Testergebnisse gleich Null: Defekt bei C3, C5, C6, C7, C8 oder C9. Diagnose durch Einzelfaktorenbestimmung.

Therapie

Evtl. Penicillin-Dauerprophylaxe. Impfung gegen Meningokokken

Prognose

Reicht von fatalen Verläufen bei Autoimmunerkrankungen bis zur dauerhaften Symptomlosigkeit.

Differentialdiagnose

Properdin-Mangel [803], Erkrankungen mit Antikörpermangel [201-204]

Publikationen

Übersichtsarbeit Sjöholm et al. 2006 [210]

8.2. [802] Hereditäres Angioödem

Synonym

C1-Inhibitor-Mangel, hereditary angioedema, HAE. Früher: hereditary angioneurotic edema, HANE

Führende Krankheitszeichen

Spontane, selbstlimitierende Schwellungen im Gesicht, an Extremitäten, an oberen Atemwegen und im Magen-Darm-Trakt

Pathogenese

C1-Inhibitor reguliert Aktivierung des Komplementsystems über den klassischen und den Lektinweg. Daneben wird durch C1-INH unkontrollierte Bildung von Bradykinin durch Kallikrein verhindert. Das Fehlen des C1-INH führt zu Bradykinin-vermittelter, erhöhter Gefäßpermeabilität mit Ödembildung. Auslöser von Attacken sind Infektionen, Traumata, emotionaler Stress, physikalische Reize, bestimmte Medikamente wie ACE-Inhibitoren oder Kontrazeptiva[211].

Ätiologie

Genetischer Defekt: Bei Typ I wird ein verstümmeltes oder falsches Protein gebildet, das von der Leberzelle nur schlecht sezerniert werden kann, daher im Blut niedriger Spiegel. Bei Typ II ist der Sekretionsvorgang intakt, Mutationen im aktiven Zentrum des C1-INH führen aber zu fehlender Funktion. Bei Typ III (Terminologie umstritten) teilweise gain-of-function Mutation bei Hagemann-Faktor (Faktor XII).

Erbgang: autosomal-dominant, sporadisch

Klinik

Rezidivierende, akute, in der Regel blasse und nicht-urtikarielle Schwellungen an Haut (besonders Gesicht, Hände, Füße), Schleimhäuten und inneren Organen (Gastrointestinal-, Urogenital-, Respirationstrakt). Teils sehr schmerzhaft. Evtl. Darmkoliken durch Darmschleimhautschwellungen, oft mit Diarrhoe. Larynxödem kann lebensbedrohlich sein.

Krankheitsbeginn

Diagnose häufig erst spät, oft erst nach mehreren Jahren, gestellt.

Diagnostik

Labor: Bestimmung von C1-Inhibitor Konzentration und Funktion. Bei Typ III: Mutationsanalyse bei Faktor XII.

Therapie

C1-Inhibitor-Substitution. Tranexamsäure, Danazol, Bradykinin-Rezeptor-Antagonisten. Antihistaminika und Glukokortikoide sind unwirksam!

Prognose

Larynxödem kann fatal verlaufen.

Differentialdiagnose

Allergisches Quincke-Ödem. Andere Formen von Angioödemen.

Publikationen

Davis 2008 [211]

8.3. [803] Defekte von Faktor D und Properdin (alternativer Weg) sowie der Regulatorproteine I, H und C4bp

Führende Krankheitszeichen

Erhöhte Anfälligkeit für Infektionen mit Neisserien, bei C4bp atypischer M. Behçet mit Angioödem

Pathogenese

Faktor D und Properdin sind Teil des alternativen Aktivierungsweges. I und H kontrollieren die sogenannte Verstärkungsschleife, die ohne I und H zu ständiger C3-Aktivierung und C3-Verbrauch beiträgt. C4bp kontrolliert die klassische C3-Konvertase C4b2a.

Ätiologie

Genetischer Defekt: Faktor D Gen auf Chromosom 19p13.3. Faktor H Gen auf Chromosom Iq32. Properdin Gen auf Chromosom Xp11.3-p11.23.

Erbgang: Mangel an Faktor D, I oder H: autosomal-rezessiv, Properdin-Mangel: X-chromosomal. C4bp fraglich autosomal-dominant

Klinik

Erhöhte Anfälligkeit für Infektionen mit Neisserien. Erhöhtes Risiko für Meningitis und fulminante Sepsis durch *Neisseria meningitidis* [209], insbesondere bei gleichzeitigem Mangel an MBL [804] (Mannose-bindendes Lektin)[212]. Mehrfachinfektionen mit unterschiedlichen Meningokokken-Serotypen wurden beschrieben[213].

Krankheitsbeginn

Keine Bevorzugung bestimmter Altersgruppen.

Diagnostik

Labor: Komplement-Globaltests (CH50, AP50). Ist CH50 normal und AP50 gleich Null, muss an einen Defekt bei P oder D gedacht werden. Sind CH50 und AP50 sehr niedrig mit sehr niedrigem C3 (Hyperkatabolismus), sollten I und H gemessen werden.

Therapie

Oft fällt Defekt erst bei Infektion auf, dann häufig sehr schwere Verläufe (s.o.). Als Prophylaxe: konjugierter tetravalenter Impfstoff gegen *N. meningitidis* Serogruppen A,C,Y,W (begrenzter Effekt), ggf. Antibiotika-Prophylaxe[212]

Prognose

Hohe Mortalität bei Infektion mit *N. meningitidis* [214].

Differentialdiagnose

MBL-Mangel [804], Erkrankungen mit Antikörpermangel [201-204], kombinierte Immundefekte

Publikationen

Übersicht über Properdin: Hourcade 2008 [214], Faktor H und I: Reis et al. 2006 [215]

8.4. [804] Defekte des Lektinweges (MBL und MASP-2)

Führende Krankheitszeichen

Erhöhte Anfälligkeit für bakterielle Infektionen

Pathogenese

Das Mannose-bindende Lektin MBL und die MBL-assoziierte Serinprotease 2 (MASP-2) sind Teil des Lektinweges. 2009 neu beschriebener Defekt von Ficolin-3 [216].

Ätiologie

Genetischer Defekt: *MBL* Gene auf Chromosom 10q11.2-q21, *MASP-2* Gen auf Chromosom

1p36.3-p36.2. *Ficolin-3* Gen[216] auf Chromosom 1p36.11.

Erbgang: Autosomal-rezessiv.

Klinik

Erhöhte Anfälligkeit für bakterielle Infektionen, insbesondere Pneumokokken. Ein Einzelfall mit *Burkholderia multivorans*, mit anderen Erregern ohne Signifikanz. Bei Pneumonien Assoziation von MBL-Mangel mit schweren Verläufen. Aber auch viele Probanden mit fehlendem MBL ohne Symptomatik. Einzelne Polymorphismen im MBL2-Gen scheinen selbst bei normalem MBL1 das Risiko für Atemwegsinfektionen zu erhöhen. Die Bedeutung all dieser Defekte ist **sicher kleiner** als die der Defekte des klassischen oder des alternativen Aktivierungsweges. Bei Ficolin-3 Defekt: Neben schweren Atemwegsinfektionen Lungenfibrose und Hirnabszess.

Krankheitsbeginn

Keine Bevorzugung bestimmter Altersgruppen.

Diagnostik

Labor: Komplement-Globaltests (CH50, AP50) sind normal. Ein spezifischer funktioneller ELISA-Test für den Lektinweg fällt bei MBL- und MASP-2 Mangel pathologisch aus, bei Ficolin-3-Mangel normal. MBL, MASP-2 und Ficolin-3 können sowohl proteinchemisch wie genetisch analysiert werden.

Therapie

Symptomatisch. Sinnvoll ist eine Pneumokokken-Impfung. MBL steht als Konzentrat zur Verfügung, ist aber für die klinische Anwendung nicht zugelassen.

Prognose

Gut.

Differentialdiagnose

Andere Komplementdefekte [801, 803], Erkrankungen mit Antikörpermangel [201-204], kombinierte Immundefekte

Publikationen

Übersichtsarbeit Thiel et al. 2006 [217]

8.5. [805] Paroxysmale nächtliche Hämoglobinurie

Synonym

PNH, paroxysmal nocturnal hemoglobinuria

Führende Krankheitszeichen

Hämolyse, Thrombosen.

Pathogenese

Angeborener Defekt von Stammzellen mit klonaler Expansion. Defekt betrifft über Glycosylphosphatidyl-inositol verankerte Proteine, einschließlich der regulatorischen Proteine für das Komplementsystem, CD55 und CD59. CD55 inhibiert die C3-Konvertase, CD59 verhindert die Bildung des Membran Attacke Komplexes (MAC). Dadurch bedingt intravaskuläre Hämolyse. Organschädigung sekundär durch Verminderung von NO durch freies Hämoglobin

Ätiologie

Genetischer Defekt: PIGA (phosphatidylinositol-glycan anchor)

Erbgang: somatische, X-chromosomale Mutation

Klinik

Hämolyse, Anämie, Thrombosen, Dystonie der glatten Muskulatur führt zu Ösophagus-Spasmen, Dysphagie, Impotenz, Abdominalkoliken. Niereninsuffizienz, Knochenmarksinsuffizienz, myelodysplastisches Syndrom, Leukämie, Fatigue-Syndrom[218-220]

Krankheitsbeginn

Meist Erwachsenenalter, auch bereits im Kindesalter möglich

Diagnostik

Labor: Coombs-negative, hämolytische Anämie, Erhöhung der Retikulozytenzahl, LDH Erhöhung, Durchflusszytometrie zur Messung von CD55, CD59

Therapie

Bei PNH Klonen < 10 % in der Regel keine Therapie notwendig, jedoch Beobachtung, da Klon expandieren kann. Bei Patienten mit Therapienotwendigkeit: Komplement-Hemmung mittels Eculizumab. Stammzelltransplantation. Thrombosen: Antikoagulation und evtl. Thrombektomie. Bei Anämie Erythrozytenkonzentrate[218]

Prognose

Sehr variabler Verlauf von mild bis lebensbedrohlich. Mittlere Überlebenszeit: 10-15 Jahre, Tod meist durch Thrombosen

Differentialdiagnose

Hämolytische Anämien, rezidivierende Thrombosen

Publikationen

Übersichtsarbeit Parker et al. 2005 [218]

Defekte in der Entwicklung von B- und T-Lymphozyten

9. Defekte in der Entwicklung von B- und T-Lymphozyten

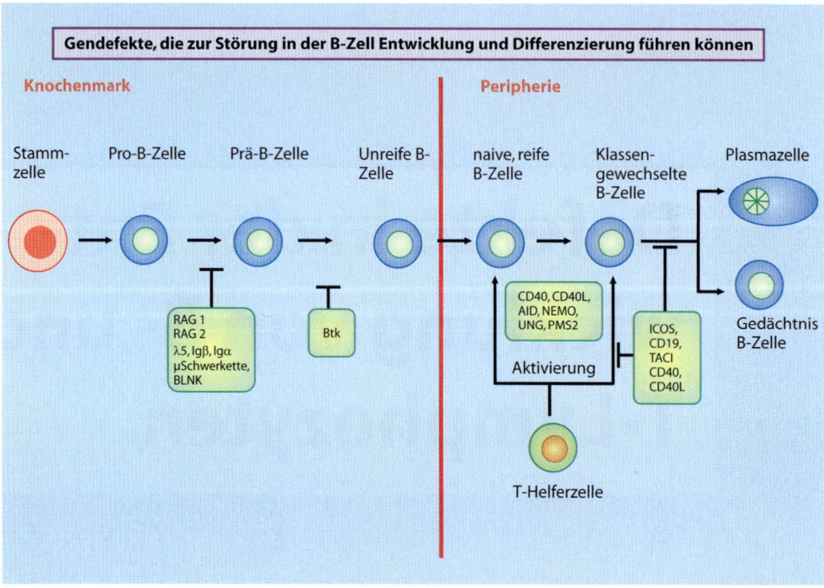

Abb. 9.1: Defekte der B-Zell-Entwicklung.

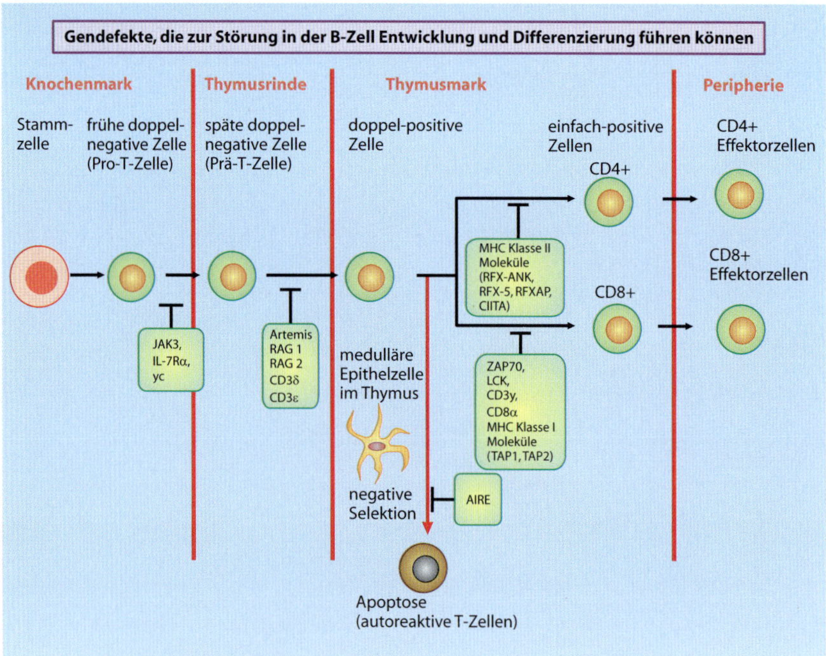

Abb. 9.2: Defekte der T-Zell-Entwicklung.

Normwerte

10. Normwerte

Die angegebenen Werte sind nur Richtwerte, und können von Labor zu Labor sowie durch verschiedene Bestimmungsmethoden teilweise erheblich abweichen. Unbedingt Normwerte des Labors (altersadaptiert) beachten, welches die Messungen vornimmt!

10.1. Immunglobuline

Altersabhängige Normwerte für IgG, IgA, IgM

Alter	IgG [mg/dl]	IgA [mg/dl]	IgM [mg/dl]
Neugeborene	1031 ± 200	2 ± 3	11 ± 5
1-3 Monate	430 ± 119	21 ± 13	30 ± 11
4-6 Monate	427 ± 186	28 ± 18	43 ± 17
7-12 Monate	661 ± 219	37 ± 18	54 ± 23
13-24 Monate	762 ± 209	50 ± 24	58 ± 23
25-36 Monate	892 ± 183	71 ± 37	61 ± 19
3-5 Jahre	929 ± 228	93 ± 27	56 ± 18
6-8 Jahre	923 ± 256	124 ± 45	65 ± 25
9-11 Jahre	1124 ± 235	131 ± 60	79 ± 33
12-16 Jahre	946 ± 124	148 ± 63	59 ± 20
Erwachsene	1158 ± 305	200 ± 61	99 ± 27

Mittelwert ± eine Standardabweichung, Werte bestimmt von 296 Kindern und 30 Erwachsenen. Stiehm S. 307

Altersabhängige Normwerte für IgE

Alter	95. Perzentile [U/ml]
Neugeborene	< 2
1. Lebensjahr	40
2. Lebensjahr	100
3. Lebensjahr	150
5. Lebensjahr	190
6. Lebensjahr	150
16. Lebensjahr	120
Erwachsene	100

Thomas S. 1115 nach Kulig et al. J Pediatr 1999; 134:453-458

10.2. Blutbild

Die Werte unterliegen teils starken zirkadianen oder durch körperliche Belastung ausgelösten Schwankungen, so dass die Werte bereits physiologischerweise erheblich voneinander abweichen können.

Altersabhängige Normwerte Leukozyten

Geschlecht	männlich	weiblich
Alter	absolut [1/µl]	absolut [1/µl]
1-3 Tage	6800-13300	8000-14300
4-7 Tage	8300-14100	8800-14800
8-14 Tage	8200-14400	8400-15400
15-30 Tage	7400-14600	8300-14700
31-60 Tage	6700-14200	7000-15100
61-180 Tage	6900-15700	6800-16000
0,5 - < 2 Jahre	6200-14500	6400-15000
2 - < 6 Jahre	5300-11500	5300-11500
6 - < 12 Jahre	4500-10500	4700-10300
12 - < 18 Jahre	4500-10000	4800-10100
> 18 Jahre	4400-10200	4900-10000

Grenzen entsprechen 2,5 und 97,5 Perzentile (Daten ermittelt aus pro Altersgruppe und Geschlecht zwischen 39 und 11056 Proben). Soldin S. 231

Altersabhängige Normwerte Neutrophile

Geschlecht	männlich		weiblich	
Alter	absolut [1/µl]	relativ [%]	absolut [1/µl]	relativ [%]
1-3 Tage	1700-4700	24,1-50,3	2100-8400	23,1-58,4
4-7 Tage	1900-4100	18,4-36,3	1800-5100	18,0-35,0
8-14 Tage	1900-5200	18,3-36,3	1700-5400	17,1-33,1
15-30 Tage	1500-3600	14,7-35,3	1300-4300	13,5-41,6
31-60 Tage	1200-4400	14,2-40,0	1200-4900	13,6-44,5
61-180 Tage	1400-6400	16,3-51,6	1400-6700	16,3-53,6
0,5 - < 2 Jahre	1600-8300	21,3-66,7	1800-9100	22,2-67,1
2 - < 6 Jahre	1800-7400	30,3-74-3	1800-6800	30,4-73,3
6 - < 12 Jahre	1800-6600	36,3-74,3	1800-6700	37,4-77,1
12 - < 18 Jahre	2000-6600	41,2-75,5	2300-6900	45,0-76,4
> 18 Jahre	2100-6500	38,9-75,1	2500-7000	47,0-74,6

Grenzen entsprechen 2,5. und 97,5. Perzentile (Daten ermittelt aus pro Altersgruppe und Geschlecht, 29-6580 Proben). Soldin S. 218, 220

Altersabhängige Normwerte Eosinophile

Geschlecht	männlich		weiblich	
Alter	absolut [1/µl]	relativ [%]	absolut [1/µl]	relativ [%]
1-3 Tage	0-600	0-8,0	0-600	0-5,6
4-7 Tage	0-700	0-5,9	0-600	0-5,1
8-14 Tage	0-800	0-6,7	0-600	0-5,6
15-30 Tage	0-800	0-6,6	0-700	0-5,1
31-60 Tage	0-600	0-5,7	0-500	0-4,7
61-180 Tage	0-500	0-4,6	0-400	0-3,7
0,5 - < 2 Jahre	0-300	0-3,3	0-300	0-2,7
2 - < 6 Jahre	0-300	0-4,3	0-300	0-3,4
6 - < 12 Jahre	0-400	0-5,8	0-300	0-4,7
12 - < 18 Jahre	0-400	0-5,5	0-300	0-3,9
> 18 Jahre	0-300	0-5,3	0-300	0-3,5

Grenzen entsprechen 2,5. und 97,5. Perzentile (Daten ermittelt aus pro Altersgruppe und Geschlecht, 25-6713 Proben). Soldin S. 194, 196

Altersabhängige Normwerte Lymphozyten

Alter	Nabel-schnurblut	2-3 Monate	4-8 Monate	12-23 Mo-nate	2-5 Jahre	7-17 Jahre	≥ 18 Jahre
Lymphozyten							
Median Zellen/µl (%[1])	5400 (41 %)	5680 (66 %)	5990 (64 %)	5160 (59 %)	4060 (50 %)	2400 (40 %)	2100 (32 %)
Konfidenz-intervall	4200-6900 (35-47 %)[4]	2920-8840 (55-78 %)[3]	3610-8840 (45-79 %)[3]	2180-8270 (44-72 %)[3]	2400-5810 (38-64 %)[3]	2000-2700 (36-43 %)[4]	1600-2400 (28-39 %)[4]
Subpopulation							
CD3 T-Zellen							
Median Zellen/µl (%[2])	3100 (55 %)	4030 (72 %)	4270 (71 %)	3300 (66 %)	3040 (72 %)	1800 (70 %)	1600 (73 %)
Konfidenz-intervall	2400-3700 (49-62 %)[4]	2070-6540 (55-78 %)[3]	2280-6450 (45-79 %)[3]	1460-5440 (53-81 %)[3]	1610-4230 (62-80 %)[3]	1400-2000 (66-76 %)[4]	960-2600 (61-84 %)[4]
CD4 T-Zellen							
Median Zellen/µl (%[2])	1900 (35 %)	2830 (41 %)	2950 (49 %)	2070 (43 %)	1800 (42 %)	800 (37 %)	940 (46 %)
Konfidenz-intervall	1500-2400 (28-42 %)[4]	1460-5116 (41-64 %)[3]	1690-4600 (36-61 %)[3]	1020-3600 (31-54 %)[3]	900-2860 (35-51 %)[3]	700-1100 (33-41 %)[4]	540-1660 (32-60 %)[4]
CD8 T-Zellen							
Median Zellen/µl (%[2])	1500 (29 %)	1410 (25 %)	1450 (24 %9	1320 (25 %)	1180 (30 %)	800 (30 %)	520 (27 %)
Konfidenz-intervall	1200-2000 (26-33 %)[4]	650-2450 (16-35 %)[3]	720-2490 (16-34 %)[3]	570-2230 (16-38 %)[3]	630-1910 (22-38 %)[3]	600-900 (27-35 %)[4]	270-930 (13-40 %)[4]
CD4/CD8 Ratio							
Median	1,2	2,2	2,1	1,6	1,4	1,3	1,7
Konfidenz-intervall	0,8-1,8[3]	1,3-3,5[3]	1,2-3,5[3]	1,0-3,0[3]	1,0-2,1[3]	1,1-1,4[3]	0,9-4,5[3]
B-Zellen (CD19 oder CD20)							
Median Zellen/µl (%[2])	1000 (20 %)	900 (23 %)	900 (23 %)	900 (23 %)	900 (24 %)	400 (16 %9	246 (13 %)
Konfidenzin-tervall	200-1500 (14-23 %)[4]	500-1500 (19-31 %)[3]	500-1500 (19-31 %)[3]	500-1500 (19-31 %)[3]	700-1300 (21-28 %)[3]	300-500 (12-22 %)[4]	122-632 (10-31 %)[3]

[1] Prozent an Gesamt-Leukozyten, [2] Prozent an Lymphozyten, [3] Konfidenzinterval 5. bis 95. Perzentile, [4] Konfidenzintervall 25. bis 75. Perzentile. Stiehm S. 311 nach Erkellor-Yuksel et al. J-Pediatr 120:216-222, 1992; Denny et al. JAMA 267:1484-1488, 1992; Fahey zitiert in Giorgi et al. in Rose et al. Manual of Clinical Laboratoy Immunology. Washington D.C. American Society for Microbilogy 1992 S 174-181

Altersabhängige Werte für Subpopulationen von B-Zellen

Alter	1. LM	2.+3. LM	4.-6. LM	7.-12. LM	1 Jahr	2-5 Jahre	6-10 Jahre	11-18 Jahre
n	31	48	45	38	76	78	49	23
CD 20 %	10 (5,9-16)	18 (6,4-25,8)	22 (15-31,6)	21 (15-32,2)	23 (14-30,5)	21,5 (13-31,5)	17 (10,6-24)	14 (9,1-21)
CD20 absolut/µl	561 (238-1073)	1069 (364-2145)	1289 (666-2590)	1381 (615-2039)	1209 (654-1895)	810 (360-1569)	499 (263-787)	291 (172-543)
$CD27^-IgD^+$ absolut/µl naiv	520 (226-1036)	1000 (336-2063)	1223 (602-2324)	1284 (552-1917)	1070 (559-1663)	666 (265-1359)	377 (196-636)	233 (117-429)
$CD27^+IgD^+$ absolut/µl non-switched memory	15 (10-54)	43 (11-72)	63 (35-122)	62,25 (34-112)	74 (35-120)	74 (33-140)	48 (23-87)	32 (16-49)
$CD27^+IgD^-$ absolut/µl switched memory	1 (0-3)	4 (1-11)	10 (3-19)	13,24 (6-35)	34 (16-51)	49 (23-94)	39 (16-66)	24 (13-69)
$CD27^-IgD^+$ in %CD20 naiv	95 (91-97)	94 (90-97)	93 (90-95)	93 (89,7-95)	89 (84,5-93)	82 (73-89)	78 (67,8-89)	74,5 (63,3-87,9)
$CD27^+IgD^+$ in %CD20 non-switched memory	4 (2-8)	4 (1,98-7)	5 (3-8)	5 (3-8,3)	6 (3-10)	9 (5,7-14,3)	10 (5-16,2)	11 (6,1-16,9)
$CD27^+IgD^-$ in %CD20 switched memory	0,12 (0,03-0,40)	0,34 (0,1-1,0)	0,76 (0,27-1,11)	1,2 (0,6-2,0)	2,8 (1,9-5)	6 (3-10,3)	8 (4-14)	9 (4,1-18,7)
$CD27^-IgD^+$ in % Lymph. naiv	8,77 (4,95-14,62)	17,01 (6,66-24,18)	20,46 (13,65-29,25)	19,53 (13,66-29,62)	20,47 (12,38-27,27)	17,51 (10,39-26,4)	12,96 (7-19,32)	14 (9,1-21)
$CD27^+IgD^+$ in % Lymph. non-switched memory	0,34 (0,18-0,79)	0,68 (0,24-1,23)	1,15 (0,63-1,99)	1,14 (0,6-1,7)	1,32 (0,64-2,37)	1,83 (1,2-2,89)	1,76 (0,78-2,7)	1,42 (0,85-2,53)
$CD27^+IgD^-$ in % Lymph. switched memory	0,01 (0-0,04)	0,6 (0,01-0,18)	0,17 (0,06-0,33)	0,24 (0,12-0,59)	0,58 (0,3-1,24)	1,32 (0,74-2,24)	1,26 (0,54-2,38)	1,2 (0,4-3,25)

LM = Lebensmonat. Huck et al 2009[221]

Abkürzungsverzeichnis

11. Abkürzungsverzeichnis

A	
ACTH	Adrenocorticotropes Hormon
AD	autosomal-dominant
ADA	Adenosin Desaminase
AID	Activation-induced Cytidin deaminase
AIRE	Autoimmune Regulator-Gen
AK	Adenylatkinase
ALPS	Autoimmune, lymphoproliferative Syndrome
ANA	antinukleäre Antikörper
APECED	Autoimmune-Polyendokrinopathie, Candidiasis, Ektodermale Dysplasie/Dystrophie
AR	autosomal-rezessiv
AT	Ataxia teleangiectatica
ATM-Gen	Ataxia teleangiectatica mutated gene
B	
BLM-Gen	Bloom syndrome mutated gene
BLS	Bare lymphocyte syndrome
Btk	Bruton Tyrosin Kinase
C	
Caspase	cystinyl-aspartate-requiring-proteinase
CD	Cluster of differentiation
CD40L	CD40 Ligand
CGD	Chronic granulomatous disease
CHH	cartilage-hair hypoplasia
CID	combined immunodeficiency
CMC	Chronische mukokutane Candidiasis
CMV	Cytomegalievirus
CRAC	Ca^{2+} release activated Ca^{2+} channels
CRP	C-reaktives Protein
CT	Computertomographie
CTL	Cytotoxische T-Zellen
CVID	Common variable immunodeficiency
D	
DKC1	Dyskeratosis congenita (mutiertes Gen)
dl	Deziliter
DNA	Desoxyribonukleinsäure
DNT	doppel-negative alpha-beta T-Zellen
E	
EBV	Ebstein Barr Virus
EDA	Anhidrotische Ektodermaldysplasie
EDA-ID	Anhidrotische ektodermale Dysplasien mit Immundefekt
ELA	Elastase
F	
FOXP3	forkhead box P3
FPR	Formylpeptid-Rezeptor
G	
G6PC3	Glucose 6 Phosphatase, catalytic subunit 3
G6PD	Glukose 6 Phosphat-Dehydrogenase
G-CSF	granulocytes colony stimulating factor
GvH D/R	graft versus host disease/reaction
H	
HAE	Hereditäres Angioödem
Hb	Hämoglobin
HIES	Hyper IgE-Syndrome
HIGM	Hyper-IgM Syndrome
HLH	Hemophagozytische Lymphohistiozytose
HPS	Hermansky Pudlak Syndrom
HSE	Herpes simplex Enzephalitis
HSV	Herpes simples Virus
I	
ICAM	Intercellular adhesion molecule

ICF	Immunodeficiency, centromeric instability and facial abnormalities
IFNγ	Interferon γ
IgA	Immunglobulin A
IgD	Immunglobulin D
IgE	Immunglobulin E
IGF-1	Insulin-like growth factor
IgG	Immunglobulin G
IgM	Immunglobulin M
IL	Interleukin
IL-1R	Interleukin 1 Rezeptor
IPEX	Immundysregulation, Polyendokrinopathie, Enteropathie - X-chrom. Syndrom
IRAK4	IL-1R-associated kinase
IUIS	International Union of Immunological Societies
J	
JAK	Janus Kinase
L	
LAD	Leukozyten-Adhäsiondefekt
LDH	Laktat-Dehydrogenase
LEKTI	lymphoepithelial Kazal-type-related inhibitor
LYST	lysosomal trafficking gen
M	
MAC	Membrane attacking complex
MAK	Menbran-Attacke-Komplex
MALT	Mukosa assoziiertes lymphatisches Gewebe
MAS	Macrophage activation syndrome
MASP2	MBL-assoziierte Serinprotease 2
MBL	Mannose-bindende Lektine
mg	Milligramm
MHC	Mayor histocompatibility complex
ml	Milliliter
µl	Mikroliter
MPO	Myeloperoxidase
MSMD	Mendelian susceptibility to mycobacterial disease
mTEC	Medullary thymic epithelial cells
MYO5A	Myosin VA Gen
N	
NBS	Nijmegen breakage syndrome
NEMO	NF-κB essential modulator
NFAT	nuclear factor of activated T-cells
NF-κB	nuclear factor κB
NHEJ	non-homologous end-joining
NK-Zellen	natürliche Killerzellen
P	
PID	Primäre Immundefekte
PIGA	phosphatidylinositolglycan anchor
PMS2	postmeiotic segregation increased 2
PNH	Paroxysmale nächtliche Hämoglobinurie
PNP	Purinnukleosidphosphorylase
PRF1-Gen	Perforin 1 Gen
R	
Rac	Regulator of actin cytoskeleton
RAG	Recombination activating gen(es)
RMRP	RNAase Ribonukleoprotein
S	
SAP	SLAM associated protein
SBDS	Shwachman-Diamond Syndrom
SCID	Severe combined immunodeficiency
SDS	Shwachman-Bodian-Diamond Syndrom
SLAM	Signaling lymphocyte activation molecule
SLE	Sytemischer Lupus erythematodes
SMARCALI	SWI/SNF-related, matrix-associated, actin-dependent regulator of chromatin, subfamily alpha-like 1

SPAD	Selektiver Mangel an Polysaccharidantikörpern
STAT	Signal transducer an activator of transcription
STIM	Stromal interaction molecule
STX11-Gen	Syntaxin 11 Gen
T	
TACI	Transmembrane activator and calcium-modulator and cyclophilin ligand interactor
TAP	Transporter associated with antigen processing
TAZ	Tafazzin
THI	Transitorische Hypogammaglobulinämie des Säuglings/Kleinkindes
TIA	Transitorische ischämische Attacke
TLR	Toll-like receptor
TNF	Tumor necrosis factor
Tyk2	Tyrosinkinase 2
U	
U	Unit
UNG	Uracil-N-Glykosylase
V	
V.a.	Verdacht auf
VODI	Hepatic veno-occlusive disease with immunodeficiency
W	
WASP	Wiskott Aldrich Syndrom Protein
WHIM	Warzen, Hypogammaglobulinämie, Infektionen, Myelokathexis
X	
XLA	X-chromosomale Agammaglobulinämie
XLP	X-chromosomale lymphoproliferative Syndrome
XLT	X-chromosomal vererbte Thrombozytopenie
Z	
ZAP-70	zeta-chain assoziierte Kinase
ZNS	Zentrales Nervensystem

Referenzen

12. Referenzen

Fachbücher

Pädiatrische Allergologie und Immunologie.
Herausgeber: Wahn, U., Seger, R., Wahn, V., Holländer, G.A.; Urban & Fischer Verlag. Elsevier GmbH; München, 4. Auflage 2005, ISBN 3-437-21311-3

Primary Immunodeficiency Diseases: Definition, Diagnosis, and Management
Herausgeber: Rezaei, N., Notarangelo, L.D., Aghamohammadi, A.; Springer Verlag, Berlin, 1. Auflage 2008, ISBN: 978-3540785378

Primary Immunodeficiency Diseases: a molecular and genetic approach.
Herausgeber: Ochs, H.D., Smith C.I.E., Puck, J.M.; Oxford University Press, 2. Auflage 2007, ISBN 978-0-19-514774-2.

Immunological disorders in infants and children.
Herausgeber: Stiehm, E.R., Ochs, H.D., Winkelstein, J.A.; Elsevier Saunders, 5. Auflage 2004, ISBN 0-7216-8964-7

Pediatric Reference Ranges
Herausgeber: Soldin, S. J., Brugnara, C., Hicks, J.M.; AACC Press, Washington, 3. Auflage 1999, ISBN 1-890883-22-0

Labor und Diagnose
Herausgeber: Thomas, L.; TH-Books Verlagsgesellschaft, 7. Auflage 2008, ISBN 978-3-9805215-6-7

Publikationen in wissenschaftlichen Zeitschriften

1. Geha RS, Notarangelo LD, Casanova JL et al. Primary immunodeficiency diseases: an update from the International Union of Immunological Societies Primary Immunodeficiency Diseases Classification Committee. The Journal of allergy and clinical immunology 2007; 120(4):776-794.

2. Rieux-Laucat F, Hivroz C, Lim A et al. Inherited and somatic CD3zeta mutations in a patient with T-cell deficiency. N Engl J Med 2006; 354(18):1913-1921.

3. Baker MW, Grossman WJ, Laessig RH et al. Development of a routine newborn screening protocol for severe combined immunodeficiency. J Allergy Clin Immunol 2009; 124(3):522-527.

4. Kalman L, Lindegren ML, Kobrynski L et al. Mutations in genes required for T-cell development: IL7R, CD45, IL2RG, JAK3, RAG1, RAG2, ARTEMIS, and ADA and severe combined immunodeficiency: HuGE review. Genet Med 2004; 6(1):16-26.

5. Hershfield MS, Buckley RH, Greenberg ML et al. Treatment of adenosine deaminase deficiency with polyethylene glycol-modified adenosine deaminase. N Engl J Med 1987; 316(10):589-596.

6. Lainka E, Hershfield MS, Santisteban I et al. polyethylene glycol-conjugated adenosine deaminase (ADA) therapy provides temporary immune reconstitution to a child with delayed-onset ADA deficiency. Clin Diagn Lab Immunol 2005; 12(7):861-866.

7. Aiuti A, Cattaneo F, Galimberti S et al. Gene therapy for immunodeficiency due to adenosine deaminase deficiency. New England Journal of Medicine 2009; 360(5):447-458.

8. Booth C, Hershfield M, Notarangelo L et al. Management options for adenosine deaminase deficiency; proceedings of the EBMT satellite workshop (Hamburg, March 2006). Clin Immunol 2007; 123(2):139-147.

9. Pannicke U, Honig M, Hess I et al. Reticular dysgenesis (aleukocytosis) is caused by mutations in the gene encoding mitochondrial adenylate kinase 2. Nat Genet 2009; 41(1):101-105.

10. Lagresle-Peyrou C, Six EM, Picard C et al. Human adenylate kinase 2 deficiency causes a profound hematopoietic defect associated with sensorineural deafness. Nat Genet 2009; 41(1):106-111.

11. Bertrand Y, Muller SM, Casanova JL, Morgan G, Fischer A, Friedrich W. Reticular dysgenesis: HLA non-identical bone marrow transplants in a series of 10 patients. Bone Marrow Transplant 2002; 29(9):759-762.

12. Niehues T, Schwarz K, Schneider M et al. Severe combined immunodeficiency (SCID) associated neutropenia: a lesson from monozygotic twins. Arch Dis Child 1996; 74(4):340-342.

13. Grunebaum E, Bates A, Roifman CM. Omenn syndrome is associated with mutations in DNA ligase IV. J Allergy Clin Immunol 2008; 122(6):1219-1220.

14. Villa A, Notarangelo LD, Roifman CM. Omenn syndrome: inflammation in leaky severe combined immunodeficiency. The Journal of allergy and clinical immunology 2008; 122(6):1082-1086.

15. Katugampola RP, Morgan G, Khetan R, Williams N, Blackford S. Omenn's syndrome: Lessons from a red baby. Clinical and experimental dermatology 2008; 33(4):425-428.

16. Gruber TA, Shah AJ, Hernandez M et al. Clinical and genetic heterogeneity in Omenn syndrome and severe

combined immune deficiency. Pediatric transplantation 2009; 13(2):244-250.

17. O'Driscoll M, Cerosaletti KM, Girard PM et al. DNA ligase IV mutations identified in patients exhibiting developmental delay and immunodeficiency. Mol Cell 2001; 8(6):1175-1185.

18. Ben-Omran TI, Cerosaletti K, Concannon P, Weitzman S, Nezarati MM. A patient with mutations in DNA Ligase IV: clinical features and overlap with Nijmegen breakage syndrome. Am J Med Genet A 2005; 137A(3):283-287.

19. Enders A, Fisch P, Schwarz K et al. A severe form of human combined immunodeficiency due to mutations in DNA ligase IV. J Immunol 2006; 176(8):5060-5068.

20. Gennery AR. Primary immunodeficiency syndromes associated with defective DNA double-strand break repair. Br Med Bull 2006; 77-78:71-85.

21. Buck D, Malivert L, de CR et al. Cernunnos, a novel nonhomologous end-joining factor, is mutated in human immunodeficiency with microcephaly. Cell 2006; 124(2):287-299.

22. Faraci M, Lanino E, Micalizzi C et al. Unrelated hematopoietic stem cell transplantation for Cernunnos-XLF deficiency. Pediatr Transplant 2008.

23. Mancebo E, Moreno-Pelayo MA, Mencia A et al. Gly111Ser mutation in CD8A gene causing CD8 immunodeficiency is found in Spanish Gypsies. Mol Immunol 2008; 45(2):479-484.

24. Turul T, Tezcan I, Artac H et al. Clinical heterogeneity can hamper the diagnosis of patients with ZAP70 deficiency. European Journal of Pediatrics 2009; 168(1):87-93.

25. le Deist F, de Saint Basile G, Rieux-Laucat F, Hivroz C, Fischer A. [Expression anomalies of the CD3-TCR complex expression and immunodeficiencies]. Med Sci (Paris) 2007; 23(2):161-166.

26. Fischer A, de Saint Basile G, le Deist F. CD3 deficiencies. Curr Opin Allergy Clin Immunol 2005; 5(6):491-495.

27. Oh-hora M, Yamashita M, Hogan PG et al. Dual functions for the endoplasmic reticulum calcium sensors STIM1 and STIM2 in T cell activation and tolerance. Nat Immunol 2008; 9(4):432-443.

28. Feske S. Calcium signalling in lymphocyte activation and disease. Nat Rev Immunol 2007; 7(9):690-702.

29. Feske S, Gwack Y, Prakriya M et al. A mutation in Orai1 causes immune deficiency by abrogating CRAC channel function. Nature 2006; 441(7090):179-185.

30. Picard C, McCarl CA, Papolos A et al. STIM1 mutation associated with a syndrome of immunodeficiency and autoimmunity. N Engl J Med 2009; 360(19):1971-1980.

31. Zimmer J, Andres E, Donato L, Hanau D, Hentges F, de la Salle H. Clinical and immunological aspects of HLA class I deficiency. QJM 2005; 98(10):719-727.

32. Klein C, Lisowska-Grospierre B, le Deist F, Fischer A, Griscelli C. Major histocompatibility complex class II deficiency: clinical manifestations, immunologic features, and outcome. J Pediatr 1993; 123(6):921-928.

33. Kofoed EM, Hwa V, Little B et al. Growth hormone insensitivity associated with a STAT5b mutation. N Engl J Med 2003; 349(12):1139-1147.

34. Bernasconi A, Marino R, Ribas A et al. Characterization of immunodeficiency in a patient with growth hormone insensitivity secondary to a novel STAT5b gene mutation. Pediatrics 2006; 118(5):e1584-e1592.

35. Walenkamp MJ, Vidarsdottir S, Pereira AM et al. Growth hormone secretion and immunological function of a male patient with a homozygous STAT5b mutation. Eur J Endocrinol 2007; 156(2):155-165.

36. Vidarsdottir S, Walenkamp MJ, Pereira AM et al. Clinical and biochemical characteristics of a male patient with a novel homozygous STAT5b mutation. J Clin Endocrinol Metab 2006; 91(9):3482-3485.

37. Salavoura K, Kolialexi A, Tsangaris G, Mavrou A. Development of cancer in patients with primary immunodeficiencies. Anticancer Research 2008; 28(2B):1263-1269.

38. Sigmon JR, Kasasbeh E, Krishnaswamy G. X-linked agammaglobulinemia diagnosed late in life: Case report and review of the literature. Clinical and Molecular Allergy 2008; 6.

39. Conley ME. Early defects in B cell development. Curr Opin Allergy Clin Immunol 2002; 2(6):517-522.

40. Ferrari S, Zuntini R, Lougaris V et al. Molecular analysis of the pre-BCR complex in a large cohort of patients affected by autosomal-recessive agammaglobulinemia. Genes Immun 2007; 8(4):325-333.

41. Kelleher P, Misbah SA. What is Good's syndrome? Immunological abnormalities in patients with thymoma. Journal of Clinical Pathology 2003; 56(1):12-16.

42. Tarr PE, Sneller MC, Mechanic LJ et al. Infections in patients with immunodeficiency with thymoma (Good syndrome). Report of 5 cases and review of the literature. Medicine (Baltimore) 2001; 80(2):123-133.

43. Agarwal S, Cunningham-Rundles C. Thymoma and immunodeficiency (Good syndrome): a report of 2 unusual cases and review of the literature. Annals of allergy, asthma & immunology : official publication of the American College of Allergy, Asthma, & Immunology 2007; 98(2):185-190.

44. Park MA, Li JT, Hagan JB, Maddox DE, Abraham RS. Common variable immunodeficiency: a new look at an old disease. Lancet 2008; 372(9637):489-502.

45. Oksenhendler E, Gerard L, Fieschi C et al. Infections in 252 patients with common variable immunodeficiency. Clinical Infectious Diseases 2008; 46(10):1547-1554.

46. Cunningham-Rundles C. Autoimmune manifestations in common variable immunodeficiency. Journal of Clinical Immunology 2008; 28(SUPPL. 1):S42-S45.

47. Lopes-da-Silva S, Rizzo LV. Autoimmunity in common variable immunodeficiency. Journal of Clinical Immunology 2008; 28(SUPPL. 1):S46-S55.

48. Arnold DF, Wiggins J, Cunningham-Rundles C, Misbah SA, Chapel HM. Granulomatous disease: Distinguishing primary antibody disease from sarcoidosis. Clinical Immunology 2008; 128(1):18-22.

49. Chua I, Quinti I, Grimbacher B. Lymphoma in common variable immunodeficiency: interplay between immune dysregulation, infection and genetics. Current opinion in hematology 2008; 15(4):368-374.

50. Aghamohammadi A, Moin M, Kouhi A et al. Chromosomal radiosensitivity in patients with common variable immunodeficiency. Immunobiology 2008; 213(5):447-454.

51. Rezaei N, Aghamohammadi A, Siadat SD et al. Serum bactericidal antibody responses to meningococcal polysaccharide vaccination as a basis for clinical classification of common variable immunodeficiency. Clinical and vaccine Immunology 2008; 15(4):607-611.

52. Wehr C, Kivioja T, Schmitt C et al. The EUROclass trial: Defining subgroups in common variable immunodeficiency. Blood 2008; 111(1):77-85.

53. Daniels JA, Lederman HM, Maitra A, Montgomery EA. Gastrointestinal tract pathology in patients with common variable immunodeficiency (CVID): A clinicopathologic study and review. American Journal of Surgical Pathology 2007; 31(12):1800-1812.

54. Jain A, Ma CA, Liu S, Brown M, Cohen J, Strober W. Specific missense mutations in NEMO result in hyper-IgM syndrome with hypohydrotic ectodermal dysplasia. Nat Immunol 2001; 2(3):223-228.

55. Durandy A, Revy P, Imai K, Fischer A. Hyper-immunoglobulin M syndromes caused by intrinsic B-lymphocyte defects. Immunological Reviews 2005; 203:67-79.

56. Lougaris V, Badolato R, Ferrari S, Plebani A. Hyper immunoglobulin M syndrome due to CD40 deficiency: clinical, molecular, and immunological features. Immunological Reviews 2005; 203:48-66.

57. Peron S, Metin A, Gardes P et al. Human PMS2 deficiency is associated with impaired immunoglobulin class switch recombination. J Exp Med 2008; 205(11):2465-2472.

58. Moin A, Farhoudi A, Moin M, Pourpak Z, Bazargan N. Cutaneous manifestations of primary immunodeficiency diseases in children. Iranian journal of allergy, asthma, and immunology 2006; 5(3):121-126.

59. Carneiro-Sampaio M, Liphaus BL, Jesus AA, Silva CA, Oliveira JB, Kiss MH. Understanding systemic lupus erythematosus physiopathology in the light of primary immunodeficiencies. Journal of Clinical Immunology 2008; 28 Suppl 1:S34-S41.

60. Jesus AA, Duarte AJ, Oliveira JB. Autoimmunity in hyper-IgM syndrome. J Clin Immunol 2008; 28 Suppl 1:S62-S66.

61. Ochs HD. Patients with abnormal IgM levels: Assessment, clinical interpretation, and treatment. Annals of Allergy, Asthma and Immunology 2008; 100(5):509-511.

62. Lefranc MP, Lefranc G, Rabbitts TH. Inherited deletion of immunoglobulin heavy chain constant region genes in normal human individuals. Nature 1982; 300(5894):760-762.

63. Depiero A, Kaminski DA, Halsey JF, Briles D, Burrows PD, Hostoffer RW. Immunologic compensation in a patient with a large IgH constant region deletion. J Allergy Clin Immunol 2001; 107(6):1051-1055.

64. Bernier GM, Gunderman JR, Ruymann FB. Kappa-chain deficiency. Blood 1972; 40(6):795-805.

65. Zegers BJ, Maertzdorf WJ, Van Loghem E et al. Kappa-chain deficiency. An immunoglobulin disorder. N Engl J Med 1976; 294(19):1026-1030.

66. Olinder-Nielsen AM, Granert C, Forsberg P, Friman V, Vietorisz A, Bjoerkander J. Immunoglobulin prophylaxis in 350 adults with IgG subclass deficiency and recurrent respiratory tract infections: a long-term follow-up. Scandinavian Journal of Infectious Diseases 2007; 39(1):44-50.

67. Stiehm ER. The four most common pediatric immunodeficiencies. J Immunotoxicol 2008; 5(2):227-234.

68. Meyts I, Bossuyt X, Proesmans M, De B. Isolated IgG3 deficiency in children: to treat or not to treat? Case presentation and review of the literature. Pediatric allergy and immunology : official publication of the European Society of Pediatric Allergy and Immunology 2006; 17(7):544-550.

69. Kutukculer N, Karaca NE, Demircioglu O, Aksu G. Increases in serum immunoglobulins to age-related normal levels in children with IgA and/or IgG subclass deficiency. Pediatric Allergy and Immunology 2007; 18(2):167-173.

70. Jacob CMA, Pastorino AC, Fahl K, Carneiro-Sampaio M, Monteiro RC. Autoimmunity in IgA defi-

ciency: Revisiting the role of IgA as a silent housekeeper. Journal of Clinical Immunology 2008; 28(SUPPL. 1):S56-S61.

71. Aghamohammadi A, Mohammadi J, Parvaneh N et al. Progression of selective IgA deficiency to common variable immunodeficiency. International Archives of Allergy and Immunology 2008; 147(2):87-92.

72. Latiff AH, Kerr MA. The clinical significance of immunoglobulin A deficiency. Annals of clinical biochemistry 2007; 44(Pt 2):131-139.

73. Coutinho A, Carneiro-Sampaio M. Primary immunodeficiencies unravel critical aspects of the pathophysiology of autoimmunity and of the genetics of autoimmune disease. Journal of Clinical Immunology 2008; 28 Suppl 1:S4-10.

74. Ochs HD, Filipovich AH, Veys P, Cowan MJ, Kapoor N. Wiskott-Aldrich syndrome: diagnosis, clinical and laboratory manifestations, and treatment. Biol Blood Marrow Transplant 2009; 15(1 Suppl):84-90.

75. Notarangelo LD, Miao CH, Ochs HD. Wiskott-Aldrich syndrome. Current opinion in hematology 2008; 15(1):30-36.

76. Bosticardo M, Marangoni F, Aiuti A, Villa A, Grazia RM. Recent advances in understanding the pathophysiology of Wiskott-Aldrich syndrome. Blood 2009; 113(25):6288-6295.

77. Staples ER, McDermott EM, Reiman A et al. Immunodeficiency in ataxia telangiectasia is correlated strongly with the presence of two null mutations in the ataxia telangiectasia mutated gene. Clinical and Experimental Immunology 2008; 153(2):214-220.

78. Vortrag ESID. Datenbank Institut Curie und Ceredigion. 2008.

79. Lavin MF. Ataxia-telangiectasia: from a rare disorder to a paradigm for cell signalling and cancer. Nat Rev Mol Cell Biol 2008; 9(10):759-769.

80. Demuth I, Digweed M. The clinical manifestation of a defective response to DNA double-strand breaks as exemplified by Nijmegen breakage syndrome. Oncogene 2007; 26(56):7792-7798.

81. Schoen EJ, Shearn MA. Immunoglobulin deficiency in Bloom's syndrome. Am J Dis Child 1967; 113(5):594-596.

82. German J. Bloom's syndrome. I. Genetical and clinical observations in the first twenty-seven patients. Am J Hum Genet 1969; 21(2):196-227.

83. German J, Archibald R, Bloom D. Chromosomal breakage in a rare and probably genetically determined syndrome of man. Science 1965; 148:506-507.

84. German J. Bloom's syndrome. XX. The first 100 cancers. Cancer Genet Cytogenet 1997; 93(1):100-106.

85. Kaneko H, Kondo N. Clinical features of Bloom syndrome and function of the causative gene, BLM helicase. Expert Rev Mol Diagn 2004; 4(3):393-401.

86. Hay BN. Deletion 22q11: spectrum of associated disorders. Semin Pediatr Neurol 2007; 14(3):136-139.

87. Sullivan KE. Chromosome 22q11.2 deletion syndrome: DiGeorge syndrome/velocardiofacial Syndrome. Immunology and allergy clinics of North America 2008; 28(2):353-366.

88. Shprintzen RJ. Velo-cardio-facial syndrome: 30 Years of study. Dev Disabil Res Rev 2008; 14(1):3-10.

89. Kobrynski LJ, Sullivan KE. Velocardiofacial syndrome, DiGeorge syndrome: the chromosome 22q11.2 deletion syndromes. Lancet 2007; 370(9596):1443-1452.

90. Notarangelo LD, Roifman CM, Giliani S. Cartilage-hair hypoplasia: molecular basis and heterogeneity of the immunological phenotype. Curr Opin Allergy Clin Immunol 2008; 8(6):534-539.

91. Martin AN, Li Y. RNase MRP RNA and human genetic diseases. Cell Res 2007; 17(3):219-226.

92. Boerkoel CF, Takashima H, John J et al. Mutant chromatin remodeling protein SMARCAL1 causes Schimke immuno-osseous dysplasia. Nat Genet 2002; 30(2):215-220.

93. Kilic SS, Donmez O, Sloan EA et al. Association of migraine-like headaches with Schimke immuno-osseous dysplasia. Am J Med Genet A 2005; 135(2):206-210.

94. Boerkoel CF, O'Neill S, Andre JL et al. Manifestations and treatment of Schimke immuno-osseous dysplasia: 14 new cases and a review of the literature. Eur J Pediatr 2000; 159(1-2):1-7.

95. Clewing JM, Fryssira H, Goodman D et al. Schimke immunoosseous dysplasia: suggestions of genetic diversity. Hum Mutat 2007; 28(3):273-283.

96. Minegishi Y, Karasuyama H. Defects in Jak-STAT-mediated cytokine signals cause hyper-IgE syndrome: lessons from a primary immunodeficiency. International immunology 2009; 21(2):105-112.

97. Renner ED, Rylaarsdam S, nover-Sombke S et al. Novel signal transducer and activator of transcription 3 (STAT3) mutations, reduced T(H)17 cell numbers, and variably defective STAT3 phosphorylation in hyper-IgE syndrome. J Allergy Clin Immunol 2008; 122(1):181-187.

98. Minegishi Y, Saito M, Tsuchiya S et al. Dominant-negative mutations in the DNA-binding domain of STAT3 cause hyper-IgE syndrome. Nature 2007; 448(7157):1058-1062.

99. Minegishi Y, Saito M, Morio T et al. Human tyrosine kinase 2 deficiency reveals its requisite roles in multiple

cytokine signals involved in innate and acquired immunity. Immunity 2006; 25(5):745-755.

100. Freeman AF, Holland SM. The Hyper-IgE syndromes. Immunology and allergy clinics of North America 2008; 28(2):277-91, viii.

101. Renner ED, Puck JM, Holland SM et al. Autosomal recessive hyperimmunoglobulin E syndrome: a distinct disease entity. J Pediatr 2004; 144(1):93-99.

102. DeWitt CA, Bishop AB, Buescher LS, Stone SP. Hyperimmunoglobulin E syndrome: two cases and a review of the literature. J Am Acad Dermatol 2006; 54(5):855-865.

103. Freeman AF, Holland SM. The Hyper-IgE syndromes. Immunology and allergy clinics of North America 2008; 28(2):277-91, viii.

104. Eyerich K, Foerster S, Rombold S et al. Patients with chronic mucocutaneous candidiasis exhibit reduced production of Th17-associated cytokines IL-17 and IL-22. J Invest Dermatol 2008; 128(11):2640-2645.

105. Eyerich K, Rombold S, Foerster S et al. Altered, but not diminished specific T cell response in chronic mucocutaneous candidiasis patients. Arch Dermatol Res 2007; 299(10):475-481.

106. De Moraes-Vasconcelos D, Orii NM, Romano CC, Iqueoka RY, Duarte AJ. Characterization of the cellular immune function of patients with chronic mucocutaneous candidiasis. Clin Exp Immunol 2001; 123(2):247-253.

107. Zuccarello D, Salpietro DC, Gangemi S et al. Familial chronic nail candidiasis with ICAM-1 deficiency: a new form of chronic mucocutaneous candidiasis. J Med Genet 2002; 39(9):671-675.

108. Kalfa VC, Roberts RL, Stiehm ER. The syndrome of chronic mucocutaneous candidiasis with selective antibody deficiency. Ann Allergy Asthma Immunol 2003; 90(2):259-264.

109. Atkinson TP, Schaffer AA, Grimbacher B et al. An immune defect causing dominant chronic mucocutaneous candidiasis and thyroid disease maps to chromosome 2p in a single family. Am J Hum Genet 2001; 69(4):791-803.

110. Roscioli T, Cliffe ST, Bloch DB et al. Mutations in the gene encoding the PML nuclear body protein Sp110 are associated with immunodeficiency and hepatic veno-occlusive disease. Nat Genet 2006; 38(6):620-622.

111. Sznajer Y, Baumann C, David A et al. Further delineation of the congenital form of X-linked dyskeratosis congenita (Hoyeraal-Hreidarsson syndrome). Eur J Pediatr 2003; 162(12):863-867.

112. Knight SW, Heiss NS, Vulliamy TJ et al. Unexplained aplastic anaemia, immunodeficiency, and cerebellar hypoplasia (Hoyeraal-Hreidarsson syndrome) due to mutations in the dyskeratosis congenita gene, DKC1. Br J Haematol 1999; 107(2):335-339.

113. Cossu F, Vulliamy TJ, Marrone A, Badiali M, Cao A, Dokal I. A novel DKC1 mutation, severe combined immunodeficiency (T+B-NK- SCID) and bone marrow transplantation in an infant with Hoyeraal-Hreidarsson syndrome. Br J Haematol 2002; 119(3):765-768.

114. Knudson M, Kulkarni S, Ballas ZK, Bessler M, Goldman F. Association of immune abnormalities with telomere shortening in autosomal-dominant dyskeratosis congenita. Blood 2005; 105(2):682-688.

115. Sun JD, Linden KG. Netherton syndrome: a case report and review of the literature. Int J Dermatol 2006; 45(6):693-697.

116. Andre E, Till M, Descargues P et al. [Netherton syndrome: a type of infantile erythroderma with failure to thrive, immune deficiency, rickets. Report of 3 cases]. Arch Pediatr 2005; 12(9):1364-1367.

117. Bitoun E, Chavanas S, Irvine AD et al. Netherton syndrome: disease expression and spectrum of SPINK5 mutations in 21 families. J Invest Dermatol 2002; 118(2):352-361.

118. Chavanas S, Bodemer C, Rochat A et al. Mutations in SPINK5, encoding a serine protease inhibitor, cause Netherton syndrome. Nat Genet 2000; 25(2):141-142.

119. Chavanas S, Garner C, Bodemer C et al. Localization of the Netherton syndrome gene to chromosome 5q32, by linkage analysis and homozygosity mapping. Am J Hum Genet 2000; 66(3):914-921.

120. Jones SK, Thomason LM, Surbrugg SK, Weston WL. Neonatal hypernatraemia in two siblings with Netherton's syndrome. Br J Dermatol 1986; 114(6):741-743.

121. Ehrlich M, Jackson K, Weemaes C. Immunodeficiency, centromeric region instability, facial anomalies syndrome (ICF). Orphanet J Rare Dis 2006; 1:2.

122. Hagleitner MM, Lankester A, Maraschio P et al. Clinical spectrum of immunodeficiency, centromeric instability and facial dysmorphism (ICF syndrome). Journal of medical genetics 2008; 45(2):93-99.

123. Lekstrom-Himes JA, Gallin JI. Immunodeficiency diseases caused by defects in phagocytes. N Engl J Med 2000; 343(23):1703-1714.

124. Ward DM, Shiflett SL, Kaplan J. Chediak-Higashi syndrome: a clinical and molecular view of a rare lysosomal storage disorder. Curr Mol Med 2002; 2(5):469-477.

125. Janka GE. Familial and acquired hemophagocytic lymphohistiocytosis. Eur J Pediatr 2007; 166(2):95-109.

126. Masri A, Bakri FG, Al-Hussaini M et al. Griscelli syndrome type 2: A rare and lethal disorder. Journal of Child Neurology 2008; 23(8):964-967.

127. Thomas ER, Walker LJ, Pullaperuma S et al. Griscelli syndrome type 1: a report of two cases and review of the literature. Clin Dysmorphol 2009; 18(3):145-148.

128. Arico M, Zecca M, Santoro N et al. Successful treatment of Griscelli syndrome with unrelated donor allogeneic hematopoietic stem cell transplantation. Bone Marrow Transplant 2002; 29(12):995-998.

129. Pierson DM, Ionescu D, Qing G et al. Pulmonary fibrosis in Hermansky-Pudlak syndrome. a case report and review. Respiration 2006; 73(3):382-395.

130. Clark R, Griffiths GM. Lytic granules, secretory lysosomes and disease. Curr Opin Immunol 2003; 15(5):516-521.

131. Brantly M, Avila NA, Shotelersuk V, Lucero C, Huizing M, Gahl WA. Pulmonary function and high-resolution CT findings in patients with an inherited form of pulmonary fibrosis, Hermansky-Pudlak syndrome, due to mutations in HPS-1. Chest 2000; 117(1):129-136.

132. Hurford MT, Sebastiano C. Hermansky-Pudlak syndrome: report of a case and review of the literature. Int J Clin Exp Pathol 2008; 1(6):550-554.

133. Enders A, Zieger B, Schwarz K et al. Lethal hemophagocytic lymphohistiocytosis in Hermansky-Pudlak syndrome type II. Blood 2006; 108(1):81-87.

134. Farquhar J, Clairveaux A. Familial haemophagocytic reticulosis. Arch Dis Child 1952; 27:519-525.

135. Gupta AA, Tyrrell P, Valani R, Benseler S, Abdelhaleem M, Weitzman S. Experience with hemophagocytic lymphohistiocytosis/macrophage activation syndrome at a single institution. Journal of pediatric hematology/oncology : official journal of the American Society of Pediatric Hematology/Oncology 2009; 31(2):81-84.

136. Purtilo DT, Cassel CK, Yang JP, Harper R. X-linked recessive progressive combined variable immunodeficiency (Duncan's disease). Lancet 1975; 1(7913):935-940.

137. Huck K, Feyen O, Niehues T et al. Girls homozygous for an IL-2-inducible T cell kinase mutation that leads to protein deficiency develop fatal EBV-associated lymphoproliferation. J Clin Invest 2009; 119(5):1350-1358.

138. Filipovich A, Conley ME, Nichols KE, Sullivan KE. X-linked lymphoproliferative syndrome: an X-cellent question. Clin Immunol 2006; 119(3):241-244.

139. Oliveira JB, Gupta S. Disorders of apoptosis: mechanisms for autoimmunity in primary immunodeficiency diseases. Journal of Clinical Immunology 2008; 28 Suppl 1:S20-S28.

140. Bleesing JJ. Autoimmune lymphoproliferative syndrome (ALPS). Curr Pharm Des 2003; 9(3):265-278.

141. Moraes-Vasconcelos D, Costa-Carvalho BT, Torgerson TR, Ochs HD. Primary immune deficiency disorders presenting as autoimmune diseases: IPEX and APECED. Journal of Clinical Immunology 2008; 28 Suppl 1:S11-S19.

142. Caudy AA, Reddy ST, Chatila T, Atkinson JP, Verbsky JW. CD25 deficiency causes an immune dysregulation, polyendocrinopathy, enteropathy, X-linked-like syndrome, and defective IL-10 expression from CD4 lymphocytes. J Allergy Clin Immunol 2007; 119(2):482-487.

143. Gambineri E, Perroni L, Passerini L et al. Clinical and molecular profile of a new series of patients with immune dysregulation, polyendocrinopathy, enteropathy, X-linked syndrome: inconsistent correlation between forkhead box protein 3 expression and disease severity. The Journal of allergy and clinical immunology 2008; 122(6):1105-1112.

144. Roifman CM. Human IL-2 receptor alpha chain deficiency. Pediatr Res 2000; 48(1):6-11.

145. Kapp JA, Bucy RP. CD8+ suppressor T cells resurrected. Hum Immunol 2008; 69(11):715-720.

146. Klein C, Welte K. Genetic Insights into Congenital Neutropenia. Clin Rev Allergy Immunol 2009;epub ahead of print.

147. Boztug K, Appaswamy G, Ashikov A et al. A syndrome with congenital neutropenia and mutations in G6PC3. N Engl J Med 2009; 360(1):32-43.

148. Carlsson G, Fasth A. Infantile genetic agranulocytosis, morbus Kostmann: presentation of six cases from the original "Kostmann family" and a review. Acta Paediatr 2001; 90(7):757-764.

149. Welte K, Zeidler C, Dale DC. Severe congenital neutropenia. Semin Hematol 2006; 43(3):189-195.

150. Ancliff PJ, Gale RE, Linch DC. Neutrophil elastase mutations in congenital neutropenia. Hematology 2003; 8(3):165-171.

151. Devriendt K, Kim AS, Mathijs G et al. Constitutively activating mutation in WASP causes X-linked severe congenital neutropenia. Nat Genet 2001; 27(3):313-317.

152. Beel K, Cotter MM, Blatny J et al. A large kindred with X-linked neutropenia with an I294T mutation of the Wiskott-Aldrich syndrome gene. Br J Haematol 2009; 144(1):120-126.

153. Ancliff PJ, Blundell MP, Cory GO et al. Two novel activating mutations in the Wiskott-Aldrich syndrome protein result in congenital neutropenia. Blood 2006; 108(7):2182-2189.

154. Svensson L, Howarth K, McDowall A et al. Leukocyte adhesion deficiency-III is caused by mutations in KINDLIN3 affecting integrin activation. Nature medicine 2009; 15(3):306-312.

155. Kilic SS, Etzioni A. The Clinical Spectrum of Leukocyte Adhesion Deficiency (LAD) III due to Defective CalDAG-GEF1. J Clin Immunol 2009; 29(1):117-121.

156. Jothilakshmi K, Priya S, Matthai J. Leucocyte adhesion defect-1. Indian pediatrics 2008; 45(6):507-509.

157. Notarangelo LD, Badolato R. Leukocyte trafficking in primary immunodeficiencies. Journal of leukocyte biology 2009; 85(3):335-343.

158. Ambruso DR, Knall C, Abell AN et al. Human neutrophil immunodeficiency syndrome is associated with an inhibitory Rac2 mutation. Proc Natl Acad Sci U S A 2000; 97(9):4654-4659.

159. Williams DA, Tao W, Yang F et al. Dominant negative mutation of the hematopoietic-specific Rho GTPase, Rac2, is associated with a human phagocyte immunodeficiency. Blood 2000; 96(5):1646-1654.

160. Gu Y, Williams DA. RAC2 GTPase deficiency and myeloid cell dysfunction in human and mouse. J Pediatr Hematol Oncol 2002; 24(9):791-794.

161. Nunoi H, Yamazaki T, Tsuchiya H et al. A heterozygous mutation of beta-actin associated with neutrophil dysfunction and recurrent infection. Proc Natl Acad Sci U S A 1999; 96(15):8693-8698.

162. Le Y, Murphy PM, Wang JM. Formyl-peptide receptors revisited. Trends Immunol 2002; 23(11):541-548.

163. Gwinn MR, Sharma A, De NE. Single nucleotide polymorphisms of the N-formyl peptide receptor in localized juvenile periodontitis. J Periodontol 1999; 70(10):1194-1201.

164. Zhang Y, Syed R, Uygar C et al. Evaluation of human leukocyte N-formylpeptide receptor (FPR1) SNPs in aggressive periodontitis patients. Genes Immun 2003; 4(1):22-29.

165. Kantarci A, Oyaizu K, Van Dyke TE. Neutrophil-mediated tissue injury in periodontal disease pathogenesis: findings from localized aggressive periodontitis. J Periodontol 2003; 74(1):66-75.

166. Noack B, Gorgens H, Hoffmann T et al. Novel mutations in the cathepsin C gene in patients with pre-pubertal aggressive periodontitis and Papillon-Lefevre syndrome. J Dent Res 2004; 83(5):368-370.

167. Toomes C, James J, Wood AJ et al. Loss-of-function mutations in the cathepsin C gene result in periodontal disease and palmoplantar keratosis. Nat Genet 1999; 23(4):421-424.

168. Nagaveni NB, Suma R, Shashikiran ND, Subba R, V. Papillon-Lefevre syndrome: Report of two cases in the same family. J Indian Soc Pedod Prev Dent 2008; 26(2):78-81.

169. Nakajima K, Nakano H, Takiyoshi N et al. Papillon-Lefevre syndrome and malignant melanoma. A high incidence of melanoma development in Japanese palmoplantar keratoderma patients. Dermatology 2008; 217(1):58-62.

170. Ashri NY. Early diagnosis and treatment options for the periodontal problems in Papillon-Lefevre syndrome: a literature review. J Int Acad Periodontol 2008; 10(3):81-86.

171. Dhanrajani PJ. Papillon-Lefevre syndrome: clinical presentation and a brief review. Oral Surg Oral Med Oral Pathol Oral Radiol Endod 2009; 108(1):e1-e7.

172. Dror Y, Freedman MH. Shwachman-Diamond syndrome marrow cells show abnormally increased apoptosis mediated through the Fas pathway. Blood 2001; 97(10):3011-3016.

173. Rothbaum R, Perrault J, Vlachos A et al. Shwachman-Diamond syndrome: report from an international conference. J Pediatr 2002; 141(2):266-270.

174. Khan S, Hinks J, Shorto J, Schwarz MJ, Sewell WA. Some cases of common variable immunodeficiency may be due to a mutation in the SBDS gene of Shwachman-Diamond syndrome. Clinical and Experimental Immunology 2008; 151(3):448-454.

175. Burroughs L, Woolfrey A, Shimamura A. Shwachman-diamond syndrome: a review of the clinical presentation, molecular pathogenesis, diagnosis, and treatment. Hematol Oncol Clin North Am 2009; 23(2):233-248.

176. Rosenzweig SD. Inflammatory manifestations in chronic granulomatous disease (CGD). Journal of Clinical Immunology 2008; 28(SUPPL. 1):S67-S72.

177. Johnston SL. Clinical immunology review series: an approach to the patient with recurrent superficial abscesses. Clin Exp Immunol 2008; 152(3):397-405.

178. Spickett GP. Immune deficiency disorders involving neutrophils. Journal of Clinical Pathology 2008; 61(9):1001-1005.

179. Roos D, van ZR, Wijnen JT et al. Molecular basis and enzymatic properties of glucose 6-phosphate dehydrogenase volendam, leading to chronic nonspherocytic anemia, granulocyte dysfunction, and increased susceptibility to infections. Blood 1999; 94(9):2955-2962.

180. Ardati KO, Bajakian KM, Tabbara KS. Effect of glucose-6-phosphate dehydrogenase deficiency on neutrophil function. Acta Haematol 1997; 97(4):211-215.

181. Al-Muhsen S, Casanova JL. The genetic heterogeneity of mendelian susceptibility to mycobacterial diseases. J Allergy Clin Immunol 2008; 122(6):1043-1051.

182. Sancho-Shimizu V, Zhang SY, Abel L et al. Genetic susceptibility to herpes simplex virus 1 encephalitis in

mice and humans. Curr Opin Allergy Clin Immunol 2007; 7(6):495-505.

183. Bustamante J, Boisson-Dupuis S, Jouanguy E et al. Novel primary immunodeficiencies revealed by the investigation of paediatric infectious diseases. Curr Opin Immunol 2008; 20(1):39-48.

184. Melis D, Fulceri R, Parenti G et al. Genotype/phenotype correlation in glycogen storage disease type 1b: a multicentre study and review of the literature. Eur J Pediatr 2005; 164(8):501-508.

185. Visser G, Rake JP, Fernandes J et al. Neutropenia, neutrophil dysfunction, and inflammatory bowel disease in glycogen storage disease type Ib: results of the European Study on Glycogen Storage Disease type I. J Pediatr 2000; 137(2):187-191.

186. Yen TY, Hwu WL, Chien YH et al. Acute metabolic decompensation and sudden death in Barth syndrome: report of a family and a literature review. Eur J Pediatr 2008; 167(8):941-944.

187. von Bernuth H, Puel A, Ku CL et al. Septicemia without sepsis: inherited disorders of nuclear factor-kappa B-mediated inflammation. Clin Infect Dis 2005; 41 Suppl 7:S436-S439.

188. Ku CL, Dupuis-Girod S, Dittrich AM et al. NEMO mutations in 2 unrelated boys with severe infections and conical teeth. Pediatrics 2005; 115(5):e615-e619.

189. Doffinger R, Smahi A, Bessia C et al. X-linked anhidrotic ectodermal dysplasia with immunodeficiency is caused by impaired NF-kappaB signaling. Nat Genet 2001; 27(3):277-285.

190. Ku CL, Dupuis-Girod S, Dittrich AM et al. NEMO mutations in 2 unrelated boys with severe infections and conical teeth. Pediatrics 2005; 115(5):e615-e619.

191. Niehues T, Reichenbach J, Neubert J et al. Nuclear factor kappaB essential modulator-deficient child with immunodeficiency yet without anhidrotic ectodermal dysplasia. J Allergy Clin Immunol 2004; 114(6):1456-1462.

192. Dupuis-Girod S, Cancrini C, le Deist F et al. Successful allogeneic hemopoietic stem cell transplantation in a child who had anhidrotic ectodermal dysplasia with immunodeficiency. Pediatrics 2006; 118(1):e205-e211.

193. Puel A, Yang K, Ku CL et al. Heritable defects of the human TLR signalling pathways. J Endotoxin Res 2005; 11(4):220-224.

194. Takada H, Yoshikawa H, Imaizumi M et al. Delayed separation of the umbilical cord in two siblings with Interleukin-1 receptor-associated kinase 4 deficiency: rapid screening by flow cytometer. J Pediatr 2006; 148(4):546-548.

195. Ku CL, Picard C, Erdos M et al. IRAK4 and NEMO mutations in otherwise healthy children with recurrent invasive pneumococcal disease. J Med Genet 2007; 44(1):16-23.

196. Hernandez PA, Gorlin RJ, Lukens JN et al. Mutations in the chemokine receptor gene CXCR4 are associated with WHIM syndrome, a combined immunodeficiency disease. Nat Genet 2003; 34(1):70-74.

197. Kawai T, Malech HL. WHIM syndrome: congenital immune deficiency disease. Current opinion in hematology 2009; 16(1):20-26.

198. Casrouge A, Zhang SY, Eidenschenk C et al. Herpes simplex virus encephalitis in human UNC-93B deficiency. Science 2006; 314(5797):308-312.

199. Zhang SY, Jouanguy E, Ugolini S et al. TLR3 deficiency in patients with herpes simplex encephalitis. Science 2007; 317(5844):1522-1527.

200. von Bernuth H, Picard C, Jin Z et al. Pyogenic bacterial infections in humans with MyD88 deficiency. Science 2008; 321(5889):691-696.

201. Niehues T, Reichenbach J, Neubert J et al. Nuclear factor kappaB essential modulator-deficient child with immunodeficiency yet without anhidrotic ectodermal dysplasia. J Allergy Clin Immunol 2004; 114(6):1456-1462.

202. Aradhya S, Woffendin H, Jakins T et al. A recurrent deletion in the ubiquitously expressed NEMO (IKK-gamma) gene accounts for the vast majority of incontinentia pigmenti mutations. Hum Mol Genet 2001; 10(19):2171-2179.

203. Hanson EP, Monaco-Shawver L, Solt LA et al. Hypomorphic nuclear factor-kappaB essential modulator mutation database and reconstitution system identifies phenotypic and immunologic diversity. J Allergy Clin Immunol 2008; 122(6):1169-1177.

204. Courtois G, Gilmore TD. Mutations in the NF-kappaB signaling pathway: implications for human disease. Oncogene 2006; 25(51):6831-6843.

205. Fernandez-Sola J, Monforte R, Ponz E et al. Persistent low C3 levels associated with meningococcal meningitis and membranoproliferative glomerulonephritis. Am J Nephrol 1990; 10(5):426-430.

206. Figueroa J, Andreoni J, Densen P. Complement deficiency states and meningococcal disease. Immunol Res 1993; 12(3):295-311.

207. Egan LJ, Orren A, Doherty J, Wurzner R, McCarthy CF. Hereditary deficiency of the seventh component of complement and recurrent meningococcal infection: investigations of an Irish family using a novel haemolytic screening assay for complement activity and C7 M/N allotyping. Epidemiol Infect 1994; 113(2):275-281.

208. Ross SC, Densen P. Complement deficiency states and infection: epidemiology, pathogenesis and conse-

quences of neisserial and other infections in an immune deficiency. Medicine (Baltimore) 1984; 63(5):243-273.

209. Derkx HH, Kuijper EJ, Fijen CA, Jak M, Dankert J, van Deventer SJ. Inherited complement deficiency in children surviving fulminant meningococcal septic shock. Eur J Pediatr 1995; 154(9):735-738.

210. Sjoholm AG, Jonsson G, Braconier JH, Sturfelt G, Truedsson L. Complement deficiency and disease: an update. Mol Immunol 2006; 43(1-2):78-85.

211. Davis AE, III. New treatments addressing the pathophysiology of hereditary angioedema. Clin Mol Allergy 2008; 6:2.

212. Bathum L, Hansen H, Teisner B et al. Association between combined properdin and mannose-binding lectin deficiency and infection with Neisseria meningitidis. Mol Immunol 2006; 43(5):473-479.

213. Cunliffe NA, Snowden N, Dunbar EM, Haeney MR. Recurrent meningococcal septicaemia and properdin deficiency. J Infect 1995; 31(1):67-68.

214. Hourcade DE. Properdin and complement activation: a fresh perspective. Curr Drug Targets 2008; 9(2):158-164.

215. Reis S, Falcao DA, Isaac L. Clinical aspects and molecular basis of primary deficiencies of complement component C3 and its regulatory proteins factor I and factor H. Scandinavian Journal of Immunology 2006; 63(3):155-168.

216. Munthe-Fog L, Hummelshoj T, Honore C, Madsen HO, Permin H, Garred P. Immunodeficiency associated with FCN3 mutation and ficolin-3 deficiency. N Engl J Med 2009; 360(25):2637-2644.

217. Thiel S, Frederiksen PD, Jensenius JC. Clinical manifestations of mannan-binding lectin deficiency. Mol Immunol 2006; 43(1-2):86-96.

218. Parker C, Omine M, Richards S et al. Diagnosis and management of paroxysmal nocturnal hemoglobinuria. Blood 2005; 106(12):3699-3709.

219. Brodsky RA. How I treat paroxysmal nocturnal hemoglobinuria. Blood 2009; 113(26):6522-6527.

220. Hillmen P, Young NS, Schubert J et al. The complement inhibitor eculizumab in paroxysmal nocturnal hemoglobinuria. N Engl J Med 2006; 355(12):1233-1243.

221. Huck K, Feyen O, Ghosh S, Beltz K, Bellert S, Niehues T. Memory B-cells in healthy and antibody-deficient children. Clinical immunology (Orlando, Fla) 2009; 131(1):50-59.

Adressen Immundefektzentren in Deutschland

13. Adressen Immundefektzentren in Deutschland

Immundefektzentrum Berlin

Leitung: Prof. Dr. med. Volker Wahn
Charité
Klinik für Pädiatrie mit Schwerpunkt Pneumologie und Immunologie
Augustenburger Platz 1
13353 Berlin
Telefon: 030/450 – 566 – 105
www.immundefekt.de

Immundefektzentrum Dresden

Leitung: PD Dr. med. Joachim Rösler
Universitätskinderklinik
Fetscherstraße 74
01307 Dresden
Telefon: 0351/458 – 6870 / – 2267

Immundefektzentrum Frankfurt

Leitung: PD Dr. med. Wolfhart Kreuz
Dr. Dr. med. Richard Linde
Zentrum für Kinder- und Jugendmedizin
Immunologische Ambulanz
Theodor-Stern-Kai 7
60590 Frankfurt am Main
Telefon: 069/6301 – 6432
www.zki.uni-frankfurt.de

Immundefektzentrum Freiburg

Leitung: Prof. Dr. med. Stephan Ehl
Prof. Dr. med. Hans-Hartmut Peter
PD Dr. med. Klaus Warnatz
CCI - Centrum für chronische Immundefizienz
www.uniklinik-freiburg.de/cci/live/index.html

CCI Ambulanz Erwachsene:
Medizinische Klinik
Hugstetter Straße 55
79106 Freiburg im Breisgau
Telefon: 0761/270-3750 / -7758

CCI Ambulanz Kinder und Jugendliche:
Kinderklinik
Mathildenstraße 1
79106 Freiburg im Breisgau
Telefon: 0761/270-4524 / -4303

Immundefektzentrum Hannover

Leitung: PD Dr. med. Ulrich Baumann
Univ. Prof. Dr. Christoph Klein
Medizinische Hochschule Hannover
Abteilung für Pädiatrische Pneumologie und Neonatologie
Carl-Neuberg-Str. 1
30625 Hannover
Telefon: 0511/532 – 3251
www.mh-hannover.de/kir.html

Immundefektzentrum Krefeld

Leitung: Prof. Dr. med. Tim Niehues
HELIOS Klinikum Krefeld
Lutherplatz 40
47805 Krefeld
Telefon: 02151/ 32 – 2303
www.helferzelle.eu

Immundefektzentren Leipzig

Leitung: Prof. Dr. med. Volker Schuster
Universitätskinderklinik Leipzig
Liebigstr. 20 A
04103 Leipzig
Telefon: 0341/97 – 26 - 226/ -242
www.kik.uniklinikum-leipzig.de

Leitung Prof. Dr. med. Michael Borte
Klinikum St.Georg gGmbH
Klinik für Kinder- und Jugendmedizin
Fachbereich Pädiatrische Rheumatologie, Immunologie und Infektiologie
Delitzscher Str. 141
04129 Leipzig
Telefon: 0341/909 – 3604
www.sanktgeorg.de/paediatrische_rheumatologie.html

Immundefektzentrum Mainz

Leitung: Univ. Prof. Dr. med. Fred Zepp
PD Dr. med. Wilma Mannhardt-Laakmann
Universitätskinderklinik
Langenbeckstraße 1
55131 Mainz
Telefon: 06131/17 – 2781
www.klinik.uni-mainz.de/kinderklinik/patienten/ambulanzen/immunologie-rheumatologie.html

Immundefektzentrum München

Leitung: Prof. Dr. med. Bernd H. Belohradsky
Dr. med. Gundula Notheis
PD Dr. med. Ellen Renner
Kinderklinik und Poliklinik im Dr. von Haunerschen Kinderspital der Ludwig-Maximilians Universität München
Lindwurmstraße 4
80337 München
Telefon: 089/5160 – 2811

Immundefektzentrum Ulm

Leitung: Prof. Dr. med. Wilhelm Friedrich
PD Dr. med. Ansgar Schulz
Dr. med. Manfred Hönig
Universitätskinderklinik
Eythstraße 24
89075 Ulm
Telefon: 0731/500 – 57154
www.uniklinik-ulm.de

Index

O

P

R

S

T

U

V

W

X

Z